천수
밥상

박수경
KBS〈아침마당〉,〈TV유치원하나둘셋〉,〈후토스〉, EBS〈딩동댕 유치원〉, JTBC〈행복카페〉집필
현재—MBN〈천기누설〉,〈엄지의 제왕〉,〈나는 자연인이다〉, EBS〈모여라 딩동댕〉,〈보니하니〉,
애니메이션〈발루뽀〉작가

MBN〈천기누설〉의 제철 건강법

천수밥상

초판 1쇄 발행	2015년 10월 12일
지은이	MBN〈천기누설〉제작팀
정리	박수경
편집	김영혜 권지숙
발행인	곽철식
발행처	(주)다온북스컴퍼니
출판등록	2014년 9월 18일 · 제2014-000247호
주소	서울 마포구 동교로 144, 5층
전화	02-332-4972
팩스	02-332-4872
인쇄와 제본	(주)M프린트

ISBN 979-11-86182-25-3 (14510)
　　　979-11-86182-24-6 (세트)

「이 도서의 국립중앙도서관 출판예정도서목록(CIP)은 서지정보유통지원시스템 홈페이지(http://seoji.nl.go.kr)와 국가자료공동목록시스템(http://www.nl.go.kr/kolisnet)에서 이용하실 수 있습니다. (CIP제어번호: 2015025078)」

* 이 책은 저작권법에 따라 보호를 받는 저작물이므로 무단전재와 복제를 금하며, 이 책 내용의 전부 또는 일부를 사용하려면 반드시 저작권자와 다온북스의 서면 동의를 받아야 합니다.

* 잘못되거나 파손된 책은 구입하신 서점에서 교환해 드립니다.

MBN 〈천기누설〉의 제철 건강법

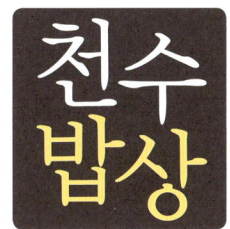
천수밥상

DAON BOOKS
COMPANY

추천사

**때.에. 맞.는. 음.식.이.
몸.에.도. 맞.다.**

건강법의 제 1원칙은 물론 '잘' 먹는 것이다. '잘' 먹는다는 것은 '제대로' 먹는 것을 뜻한다. '밥이 보약'이라는 말처럼 삼시세끼 밥만 '제대로' 먹어도 병에 걸릴 일이 없다는 뜻이다. 먹을 것이 풍족한 요즘은 밥을 굶지 않고 챙겨 먹느냐의 문제보다 제대로 먹느냐, 내 몸에 보약이 되도록 올바르게 섭취하느냐가 핵심이다.

제대로 먹는 것의 제1 조건은 무엇일까?

그것은 '자연이 정해준 식단에 따라' 먹는 것이다. 우선, 제철에 나는 식재료로 만든 음식을 먹는 것이 중요하다. 제철이란 가장 적당한 시기라는 뜻으로, 식재료로 쓰이는 모든 생물들의 내생(內生)에너지가 가장 왕성하게 축적되는 때를 말한다. 식재료를 먹는다는 것은 비단 그 식재료가 가지는 영양소만 먹는 게 아니라 그 생물이 자연과 교환하여 축적한 내생에너지를 함께 먹는 것이다. 마치 자연이 식단을 짜준 것처럼 어떤 식재료는 어떤 시기에 가장 좋은 에너지를 품게 된다는 것이 잘 연구되어 있고, 이것이 약선의 기초 이론이 되고 있다.

자연이 정해준 식단의 순리에 거스르지 않고 음식을 먹으면 내 몸도 가장 적절하게 이를 받아들인다. 좋은 영양분과 좋은 에너지를 함유하고 있는 음식이 몸에 들어오면 당연히 최상의 보약으로 작용한다.

이와 같은 '시기'의 관점 외에 제대로 먹기 위해서 또 하나 중요한 것은 섭취 방법이다. MBN 〈천기누설〉 제작진이 새로운 코너로 제안한 '천수밥상'에 내가 동참하게 된 것도 이와 같은 이유다. '천수밥상'은 제철 식재료를 때에 맞게 소개할 뿐만 아니라 식재료를 활용해서 만들 수 있는 다양한 요리를 소개한다.

철에 맞는 음식으로 차리는 밥상에도 조건이 있다. 그 첫 번째가 '바르게' 고르는 것이다. 나물이든 해산물이든 푸르고 싱싱한 것을 선택해야 밥상의 질이 달라진다. 시작이 좋아야 내 몸에도 좋은 법이다. 두 번째로는 '제대로' 요리하는 것으로, 본격적인 손질과 조리법이 알맞아야 음식에 생명이 실린다. 같은 재료로 요리를 하더라도 어떤 방법으로 하느냐에 따라 음식이 독이 되기도 하고 약이 되기도 하는 것이다.

사계절의 각 때에 맞는 음식, 그중에서도 가장 신선한 식재료를 고를 줄 아는 법, 그리고 그것을 조리하기 쉽도록 손질하는 데서부터 영양분을 해치지 않게, 몸에 가장 잘 흡수되도록 요리하는 법. 많은 정보들을 접하기 때문에 이런 방법들이 쉽다고 생각하지만, 올바른 정보가 의외로 많지 않거나 잘못 알고 있는 것이 많다. '천수밥상'이 전문가들의 밥상을 들여다보고 이를 알리는 데 힘쓰는 것이 의미 있는 이유다.

전문가들의 밥상은 실상 어렵지 않다. 재료 본연의 성질을 해치지 않기 위해서 과하게 조리하지 않는다. 가장 쉽고 정확하게 '천수를 누리게 하는 밥상'을 차리는 데 이 책이 도움이 되었으면 한다.

2015년 9월

한의학 박사 김소형

추천사_ 때에 맞는 음식이 몸에도 맞다

 **제철 봄나물로 챙기는 건강밥상**
_ 김소형 한의사

1. **봄철 보약 나물 봄동** _ 17
   나른한 몸에 활기를!
   봄동으로 천수밥상 차리기
   • 봄동즙
   • 봄동 조개겉절이

2. **중금속 배출에 좋은 더덕** _ 33
   봄의 불청객, 황사에 맞서라!
   더덕으로 천수밥상 차리기
   • 사삼약죽
   • 더덕 물김치
   • 더덕 찹쌀튀김

3. **뛰어난 해독 나물 미나리** _ 54
   봄나물로 독소를 버려라!
   미나리로 천수밥상 차리기
   • 미나리 장아찌
   • 청혈 미나리밥

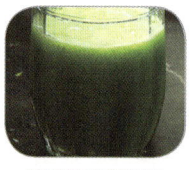 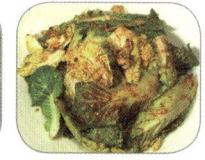 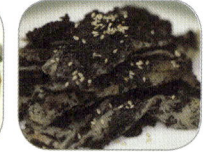
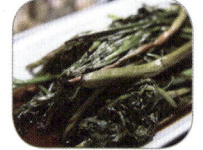 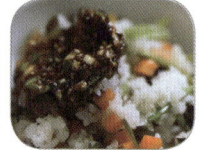

 **1년을 책임지는 봄철 밥상**
_ 배한호 한의사

1. 봄철의 영험한 의사 **쑥** _ 75
   1년 건강을 준비하라!
   쑥으로 천수밥상 차리기
   • 쑥무침
   • 홍합 쑥국

2. 칼륨 함량이 가장 높은 봄나물 **취나물** _ 91
   칼륨으로 생활습관병을 이겨라!
   취나물로 천수밥상 차리기
   • 취나물 콩비지밥
   • 취나물 고등어조림

3. 봄 바다의 철분을 가득 머금은 **톳** _ 111
   철분으로 피로를 극복하자!
   톳으로 천수밥상 차리기
   • 톳소금
   • 톳 오이무침
   • 청혈 톳밥

4. 자양강장에 좋은 산나물 **곤드레** _ 131
   각종 영양소로 갱년기 증상을 잡는다!
   곤드레로 천수밥상 차리기
   • 생곤드레 나물
   • 생곤드레 해물전
   • 곤드레 생즙
   • 말린 곤드레 소고기볶음밥

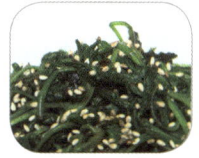
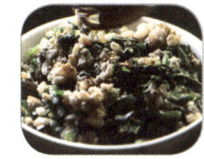
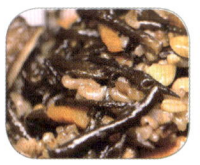
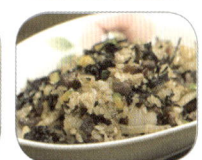

 **생기를 북돋워주는 활력 밥상**
_ 한명화 한의사

1. 몸을 깨우는 봄철 해산물 **바지락** _ 155
단백질로 간의 기운을 살린다!
바지락으로 천수밥상 차리기
- 바지락밥
- 바지락 토마토찜

2. 쓴맛으로 건강 지키는 보약 나물 **씀바귀** _ 173
쌉쌀한 맛으로 봄철 미각을 잡는다!
씀바귀로 천수밥상 차리기
- 씀바귀 대추무침
- 씀바귀 우유
- 씀바귀 두유죽

3. 천금과도 같은 채소 **상추** _ 189
흔한 식재료로 꿀잠을 자자!
상추로 천수밥상 차리기
- 상추 겉절이
- 상추 된장국
- 상추 키위주스

4. 속을 편안하게 하는 엽록소 **완두콩** _ 213
콩으로 잡는 여름 갈증!
완두콩으로 천수밥상 차리기
- 완두 콩국수
- 완두콩밥
- 완두절임

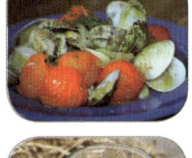
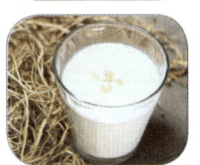
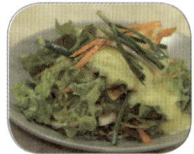
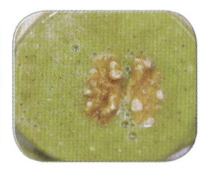
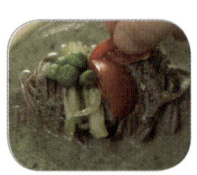

# 건강을 유지시키는 봄철 보양식
_ 한형선 약사

1. 펄 속에 웅크린 바다의 봄나물 **주꾸미** _ 235
봄철 보양식으로 소화력을 높인다!
주꾸미로 천수밥상 차리기
- 주꾸미 먹물주스
- 주꾸미 먹물죽
- 주꾸미 연포탕

2. 중년을 위한 팔방미인 봄나물 **돌나물** _ 256
봄나물로 중년의 건강을 잡아라!
돌나물로 천수밥상 차리기
- 돌나물 김치
- 돌나물 두유
- 돌나물 딸기주스
- 돌나물 오징어초무침

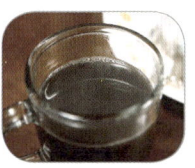
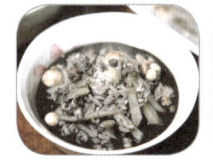
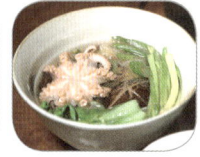
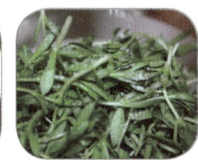
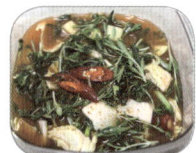
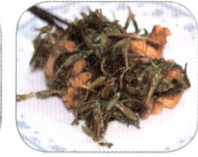

약이 되는 음식이 있을까?

우리는 많은 건강 프로그램을 통해 먹는 것이 얼마나 중요하며, 내 몸에 맞는 좋은 음식이 생명을 위협하는 질병도 고칠 수 있다는 사실을 익히 알았다. 우리가 생각지도 못했던 식재료 한 가지가 어디에서도 고치지 못하는 병을 고치고 기적을 이루는 사례를 수없이 많이 지켜보았다. 그만큼 만 가지 약보다 한 가지 제대로 된 음식이 중요하다는 사실.

그러나 한 가지 좋은 음식이 모든 병에 통하는 것은 또 아니었다. 다시 말해, 내 몸에, 내 병에 맞는 음식이 따로 있다는 것. 따라서 내 몸에 맞는 음식 하나를 잘 찾아내면 그 음식이 약과 같은 효과를 내어 건강한 삶을 유지시켜준다는 것이다.

하지만 여기서 우리는 궁금해진다. 특정한 질병이 아니라, 누구 한 사람에게 국한된 게 아니라, 대부분의 모든 사람들에게 건강을 선물해줄 수 있는 대표 식재료들이 있지 않을까?

그 질문에 대한 대답은 명백히 있다. 많은 사람들의 질병을 치료할 뿐만 아니라 건강한 사람들의 건강도 유지시켜주는 식재료들. 그런 식재료들은 분명히 있다. 또, 하나의 식재료가 독이 되기도 하고 약이 되기도 하는 섭취 방법도 있다.

과연, 무엇을, 어떻게 먹어야 건강할 수 있을까? 어떤 밥상이 우리에게 건강한 삶을 선물하고 천수를 누리게 해줄까?

천수밥상은 곧 제철음식

여기에 대한 답으로, 〈천기누설〉에 출연한 자타공인 대한민국 대표 전문가들이 자신만의 비법을 공개했다. 그것은 무엇보다 제철음식을 먹는 것.

그렇다면 제철음식도 먹는 법이 따로 있지 않을까? 제철의 재료를 어떻게 해서 먹을까? 같은 재료도 먹는 방법에 따라 약이 되기도 하고 독이 된다고 했는데, 어떤 방법으로 차린 밥상이 천수를 누릴 수 있는 건강밥상일까? 전문의들이 공개하는 제철 건강법, 천수밥상을 지금부터 소개한다.

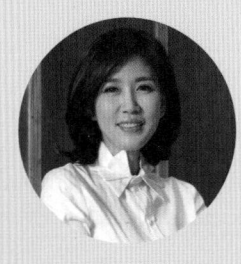

김소형 한의사

경희대학교 한의학 박사(본초학)
김소형한의원 원장
《자연주의 한의학》《김소형의 귀족피부 만들기》등 20여 권 집필
MBN 〈천기누설〉, SBS 〈좋은 아침〉 등 다수 출연
김소형의 매직레시피 http://magicrecipe.net

01
제철 봄나물로 챙기는 건강밥상

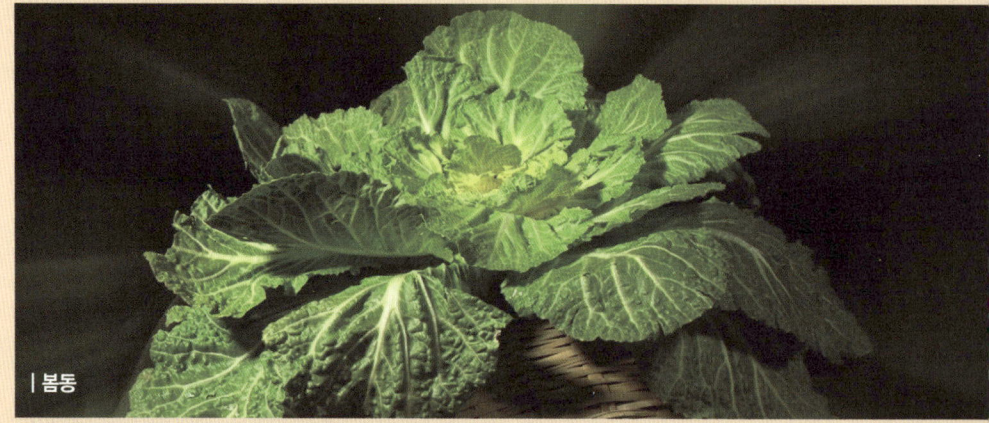

| 봄동

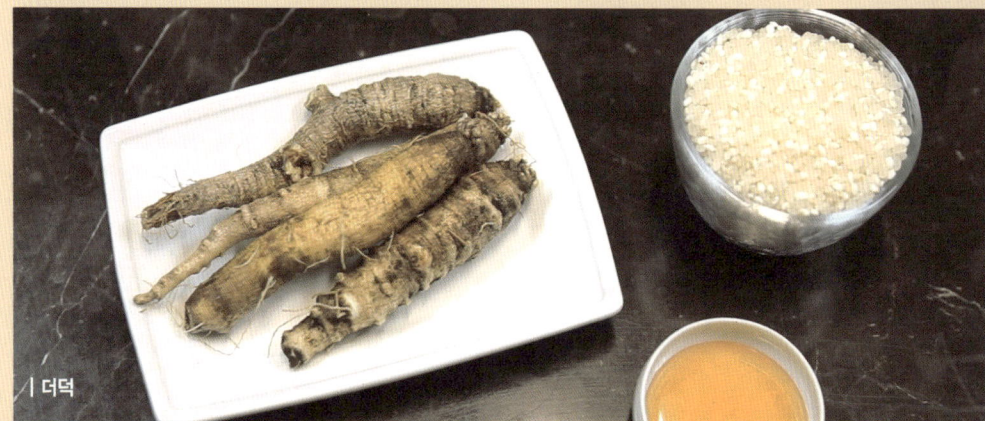

| 더덕

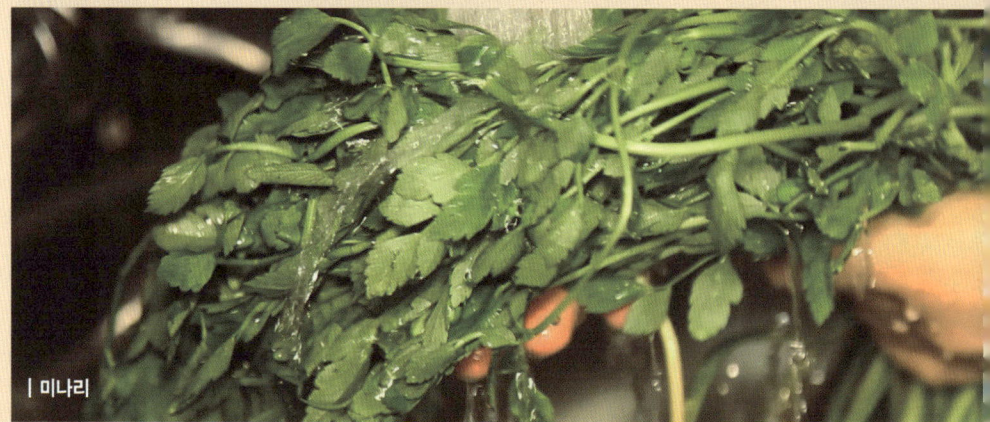

| 미나리

봄철 보약 나물
봄동

나른한 몸에 활기를!

 대한민국 대표 건강 전문가들이 제안하는 천수를 누리는 제철 건강법, 천수밥상! 그 제철 식재료를 제안할 첫 번째 주인공은 김소형 한의사다.
 진료를 끝내고 잠시 쉬는 시간, 그녀가 빼놓지 않고 즐기는 봄철 건강식이 있다. 빛깔에서부터 봄의 향기를 가득 머금고 있는 이 한 잔의 음

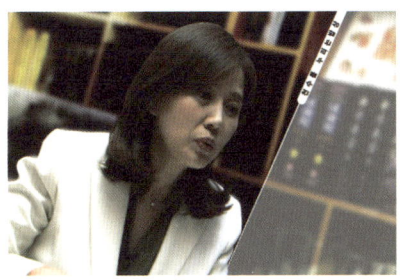
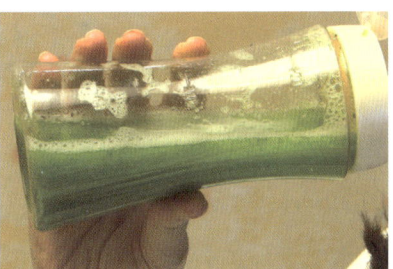

| 김소형 한의사(좌)가 챙겨 마시는 건강음료(우)

료. 과연, 나른한 몸에 활기를 준다는 제철 건강식은 무엇일까.

"봄이잖아요. 이 계절에만 마시는 제 건강음료에요. 항상 봄이 되면 몸이 나른하고 피곤해지죠. 또 말을 많이 하는 직업이다 보니까 목도 자주 말라요. 목이 마를 때 저는 음료수 대신에 항상 제 건강음료로 이걸 챙겨서 마시고 있어요."

겨울을 지나 봄의 문턱에서, 기운과 더불어 입맛까지 살린다는 김소형 한의사의 건강음료. 그것은 시장에서 흔히 구할 수 있는 것이라고 한다.

봄이면 유독 재래시장을 자주 찾는다는 김소형 한의사. 여기에는 나름의 이유가 있다. 겨우내 혹독한 추위를 이겨내고 풍부한 영양을 머금은 봄채소들이 가득하기 때문이다. 몸에 좋은 유채, 시금치, 냉이, 쑥 등 향긋한 봄내음을 품고 있는 이 봄나물들은 그야말로 약이 된다고 한다.

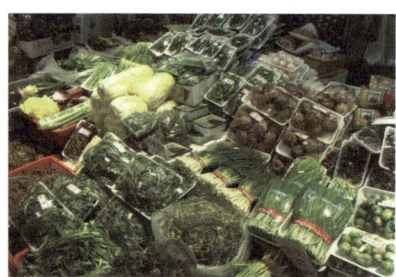
| 제철 맞은 채소들

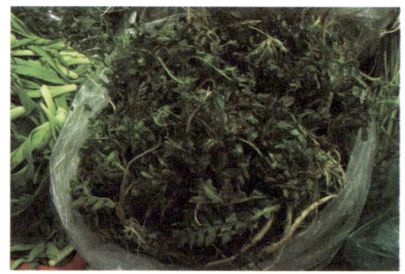
| 제철 냉이

"냉이는 워낙에 철분이라든지 칼슘, 단백질이 많죠. 왜 봄 되면 몸이 나른하고 무겁고 그렇잖아요. 그럴 때 봄에 나는 나물과 같은 이런 식재료야말로 명약이라고 할 수 있어요."

한쪽에 유채가 보인다. 유채는 뿌리, 줄기, 잎 버릴 게 하나도 없는 훌륭한 채소다. 비타민C도 많고 항산화성분이 많아서 노화를 예방하는 데 참 좋다.

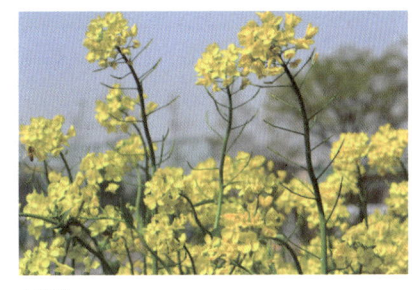
| 유채

하지만 유채가 익숙하지 않은 사람들도 많을 텐데, 어떻게 먹을까?

유채는 살짝 데친 후 된장과 고추장을 섞어서 무치면 아주 맛이 좋다. 또한, 무생채를 할 때 유채를 함께 넣어서 겉절이를 해 먹으면 아삭하니 식감도 좋고 맛도 좋다.

그렇다면, 다양한 효능을 지닌 유채가 김소형 한의사가 추천하는 제철 천수밥상의 주인공인 것일까?

"유채도 좋지만 제가 추천하는 식재료는요, 이맘때 아니면 먹을 수 없는 재료죠. 어떤 지방에서는 '소똥'이라는 별명을 가지고 있기도 해요. 봄에 나는 소똥이라고 해서요. 이게 힌트입니다."

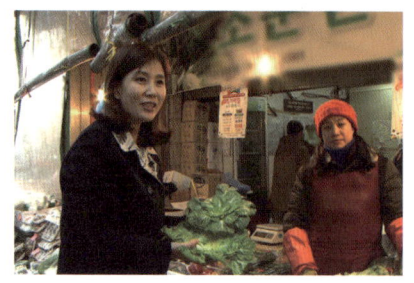

| 봄동을 소개하는 김소형 한의사

소의 똥을 닮았다는 제철 식재료. 과연 봄이 제철이라는 식재료의 정체는 무엇일까?

"바로 이 봄동입니다. 봄동에는 비타민C와 베타카로틴이 굉장히 많아요. 봄이 되면 춘곤증을 굉장히 많이 느끼잖아요. 무기력하고 몸이 천근만근 무겁고 피로할 때 정말 활력소가 되는 봄의 보약이라고 할 수 있어요."

봄동은 봄을 알리는 첫맛이다. 봄동이 잠깐 나오고 들어가는 순간에 봄이 온다고 할 수 있다.

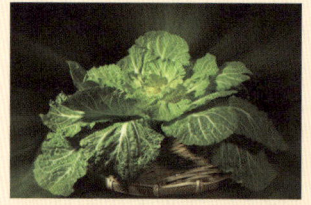

김소형 한의사가 추천하는
천수밥상의 제철 식재료 첫 번째, 봄동

12월에서 3월까지, 겨우내 땅에 붙어 자라는 봄동은 주로 전라남도에서 수확하는데 3월 초가 지나면 밥상에 올리기 힘든 식재료다. 주로 칼륨 성분이 풍부하여 나트륨을 배출시키고 혈압을 조절하는 효능이 있다.

"이 시기가 지나면 먹을 수 없는 게 봄동이기 때문에 그래서 저는 이맘때는 꼭 시장에 와서 봄동을 잔뜩 사서 가요."

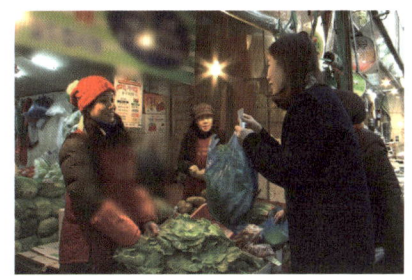
| 봄동을 구입한 모습

봄동은 가격도 요즘 말로 하면 매우 착하다.

한 근에 천 원. 천 원어치만 해도 적지 않다.

궁금해요! 좋은 봄동 고르는 법

"싱싱한 봄동은 꽃처럼 퍼져 있는 모양을 하면서 이파리는 너무 크지 않고 두껍지 않은 게 좋습니다. 그리고 손바닥 2개 정도 안에 들어가는 크기, 얼굴보다 약간 큰 정도의 크기를 고른다고 생각하면 될 것 같아요."
또한, 노란빛에 잎이 많을수록 고소하면서 단맛을 내고, 밑동의 색깔이 선명하고 깨끗할수록 싱싱한 봄동이라고 한다.

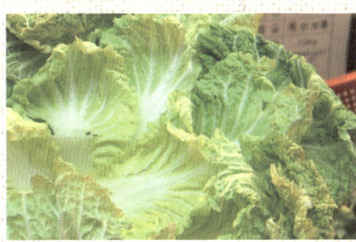
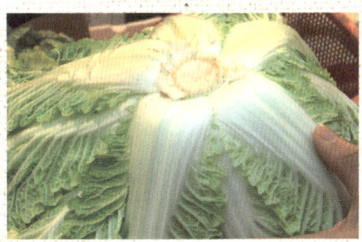

"천 원에 이렇게 많이 줘요. 이걸 천 원에 먹을 수 있다, 그런데 영양소는 가득하다, 뭐 더할 나위 없죠."

1~2천 원이면 4~5포기를 구입할 수 있는 봄동. 가격은 저렴하지만 영양소는 풍부한 식재료다.

봄동으로 천수밥상 차리기

집으로 돌아온 김소형 한의사가 봄동을 맛있고 알차게 먹는 법을 소개하기 위해 봄동 손질에 들어간다.

"꽃처럼 벌어진 봄동을 오므린 다음에 밑동을 잘라내면 바로 잎사귀들이 떨어지게 돼요. 겉잎은 아무래도 식이섬유가 좀 질기고 딱딱한 부

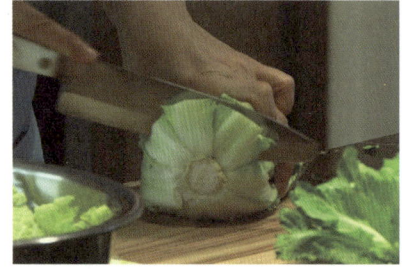 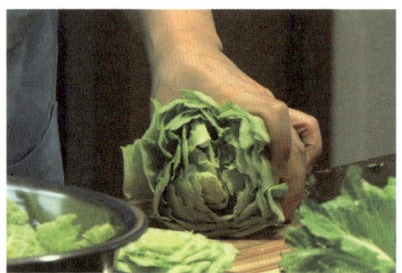

| 봄동을 손질하는 모습

분이기 때문에 따로 물기만 제거해서 보관했다가 국이나 찌개를 할 때 많이 사용하는 편이고, 이렇게 부드러운 속잎들은 샐러드라든지 겉절이 할 때 사용합니다."

> ✓ 수용성 비타민이 풍부한 봄동은 흐르는 물에 살짝만 씻어내야 비타민 파괴를 줄일 수 있다.

요리할 봄동을 빼고 남은 것들은 잎의 물기를 닦아낸 뒤 밀폐용기에 담아 냉장실에 넣어두면 오래 보관할 수 있는데, 이때 신문지를 활용하는 것도 좋다.

"신문지에 스프레이를 뿌린 다음에 봄동을 포기째 넣어서 냉장고 신선실에 보관하면 좋습니다. 그런데 비타민의 손실을 최소화하기 위해서는 잘 보관했다 하더라도 보통 3일 이내로 먹는 것을 권합니다."

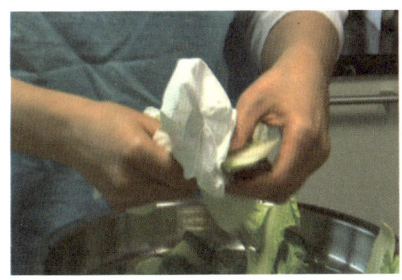
| 키친타월로 물기 닦기

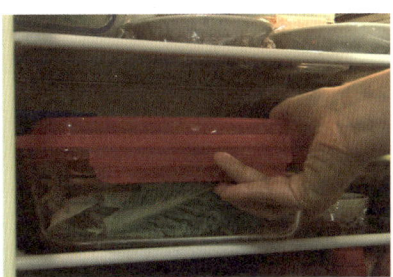
| 밀폐용기에 담아 냉장고에 보관

1. 봄동즙

김소형 한의사가 첫 번째로 소개할 요리는, 앞서 진료 중에 수시로 마셨던 봄동즙이다.

"시중에 있는 착즙기로 과일주스라든지 녹즙을 해서 마시는 분들이 많은데, 사실 이 방법은 좋은 식이섬유라든지 영양소는 많이 빠져나가고 결국엔 우리가 당분만 먹는 꼴이 돼요. 그래서 저는 될 수 있으면 녹황색 채소가 가지고 있는 영양분을 온전히 먹기 위해서 그냥 다 갈아서 마셔요."

봄동 1/3포기면 3컵 정도 분량인데, 여기에 물을 반 컵 붓는다. 그리고 꿀을 한 숟가락 넣고 갈아주기만 하면 된다.

봄동즙 레시피

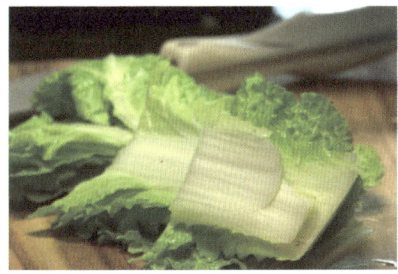

1. 봄동잎을 썬다.

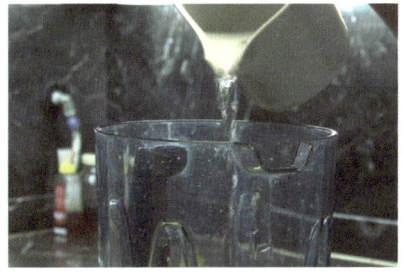

2. 믹서에 봄동잎과 물을 넣는다.

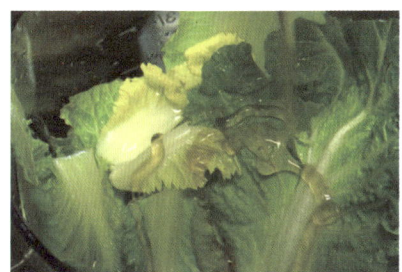

3. 꿀을 넣는다.

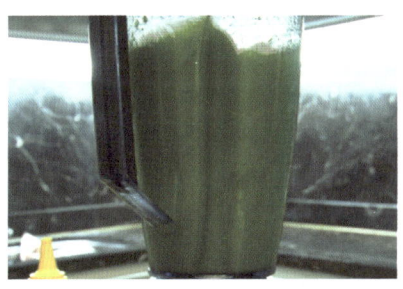

4. 믹서로 간다.

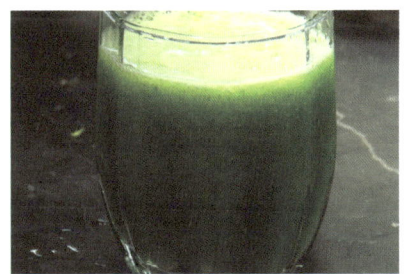

5. 봄동즙 완성

"봄동이 여러 가지 영양소 성분은 많지만 잘못하면 풋내가 날 수도 있어요. 그래서 그걸 조금 완화해주기 위해서 꿀을 약간 넣어요."

꿀과 물, 봄동만 있으면 완성되는 봄동즙. 위궤양, 위염이 있거나 자주 갈증을 느끼는 사람이 마시면 갈증 해소에 도움이 된다고 한다. 효능은 이뿐만이 아니다.

"이 안에 들어 있는 베타카로틴 성분이 혈관 속에 있는 나쁜 콜레스테롤을 억제해서 혈관을 맑게 해주는 청소부 역할을 해요. 그래서 동맥경화가 걱정되시는 분들에게 권해드리고 싶고요, 니코틴의 독소를 빼주는 역할도 하니까 금연을 결심하시는 남편분들에게도 권해드리고 싶어요."

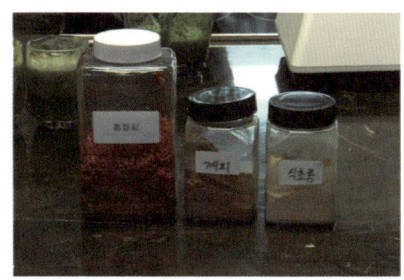
| 봄동즙에 섞는 가루들

또한 봄동즙에 계핏가루, 콩가루 등 효능을 지닌 가루를 섞어 마시면 증상별로 도움이 된다고 한다.

"계피는 몸을 좀 따뜻하게 해주는 작용이 있어서 봄동의 냉성을 완화해줘요. 저는 요즘 식초콩을 많이 넣어서 먹습니다. 콩에 들어 있는 이소플라본 성분이 식물성 에스트로겐 성분이기 때문에 우리 나이의 갱년기 여성분들에게는 여러 가지로 굉장히 좋아요."

2. 봄동 조개겉절이

봄동즙을 만들고 나자 이번에는 봄동과 함께 모시조개를 끓는 물에 넣고 삶는 김소형 한의사.

"이 조개가 오늘 소개할 봄동 겉절이에 들어갈 주인공이에요."

우리가 흔히 먹는 봄동 겉절이와 달리 조개를 넣어 효능을 높인다고 한다.

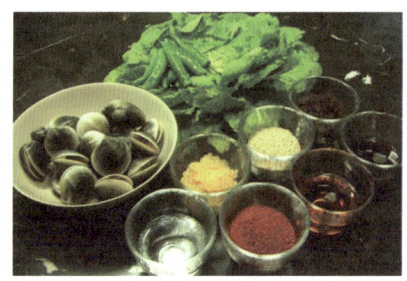

봄동 조개겉절이 재료

"특히 조개에 타우린 성분이 많아요. 이 타우린 성분이 혈압 조절에 굉장히 좋거든요. 혈관을 맑게 해주고 콜레스테롤을 억제해서 봄동 역시 혈관 건강에 좋다고 말씀드렸잖아요. 그러니까 거의 대가와 대가가 만나서 효과가 배가되는 거죠."

김소형 한의사가 추천하는 봄동 조개겉절이. 만드는 방법을 자세히 알아보자.

겉절이를 만들기 위해서는 우선 봄동 한 포기와 제철을 맞아 싱싱한 모시조개 한 컵. 그리고 다진 마늘, 고춧가루, 간장, 된장, 참기름을 준비한다. 먼저 조개 1~2개가 입을 벌릴 때까지 살짝 삶은 뒤 알맹이 살을 분리해 따로 준비해둔다. 봄동과 조갯살을 섞고 여기에 양념을 넣는데 고춧가루와 된장을 각각 한 숟가락씩 넣고 참기름도 1/3컵 정도 붓는다. 나머지 양념들과 함께 조개를 삶았던 물도 3숟가락 정도 넣는다.

"이 물이 천연 조미료 역할을 해요. 이 조개 국물이 들어감으로써 바다의 상큼한 감칠맛이 난다고 할까요."

봄동을 오래 버무리면 풋내가 날 수 있기 때문에 살짝만 섞어준다. 이렇게 하면 봄동으로 흔히 해 먹는 겉절이에 제철 맞은 모시조개 하나가 들어가 맛과 영양이 더욱 알찬 봄동 조개겉절이가 완성된다.

봄동 조개겉절이 레시피

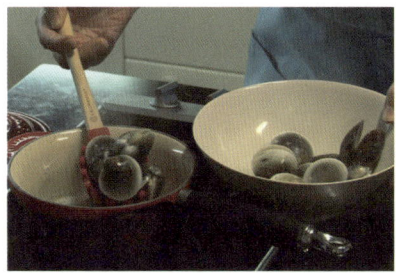

1. 조개를 삶는다.

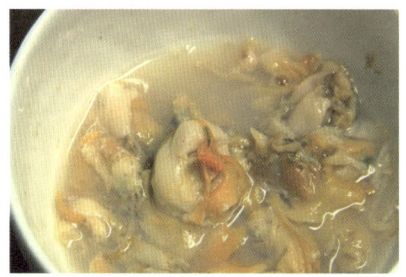

2. 조개의 알맹이 살을 분리해둔다.

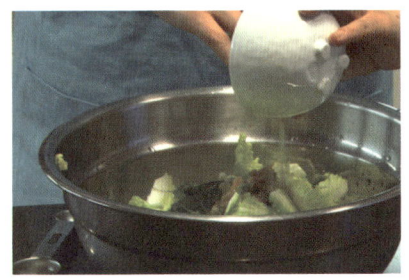
3. 볼에 봄동과 조개를 넣는다.

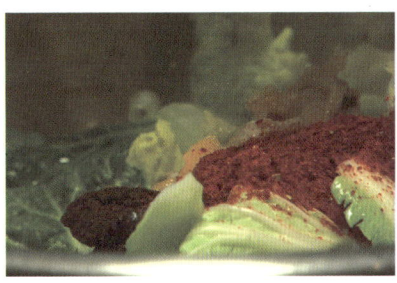
4. 양념을 넣는다.

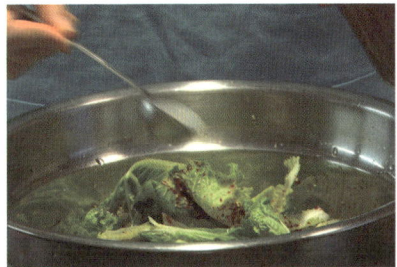
5. 조개 삶은 물을 넣는다.

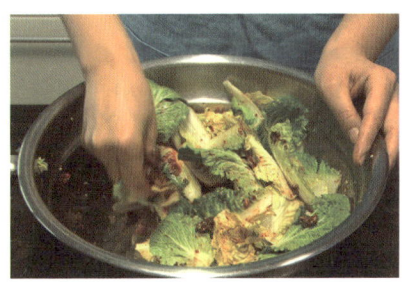
6. 겉절이를 무친다.

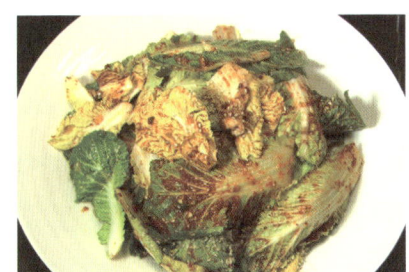
7. 봄동 조개겉절이 완성

그렇다면 봄동 조개겉절이는 어떤 효능이 있을까?

"된장 같은 것이 좀 짜서 자칫 혈압이 있거나 당뇨병 있는 분들은 약간의 주의가 필요한데, 이 봄동 속에 있는 칼륨 성분이 그것을 빼주는 역할을 해서 평소 당뇨가 있거나 혈압이 있는 분들에게도 굉장히 좋은 반찬거리가 돼요."

한눈에 보는 레시피

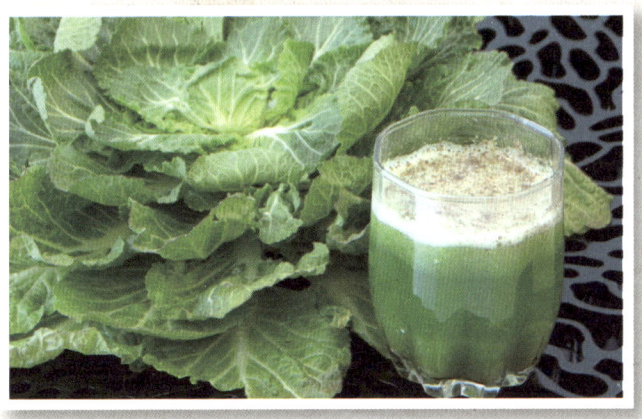

봄동즙

재료(3컵 분량)

봄동 1/3포기, 물 1/2컵, 꿀 1숟가락

만드는 법

1. 봄동, 물, 꿀을 믹서에 넣고 간다.
2. 몸이 냉하다면 계핏가루를, 갱년기 증상에는 콩가루를 첨가한다.

한눈에 보는 레시피

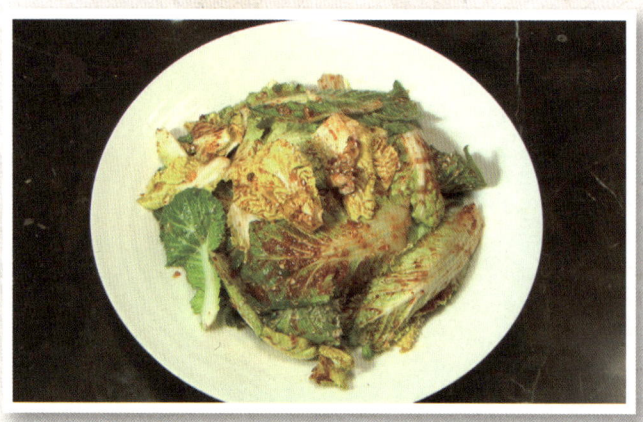

봄동 조개겉절이

재료

봄동 1포기, 모시조개 1컵, 청양고추 1개, 다진 마늘 약간, 고춧가루 · 된장 1순가락씩, 까나리액젓 · 참기름 · 식초 1/2순가락씩

만드는 법

1. 모시조개는 1~2개가 입을 벌릴 정도로 살짝 삶아 알맹이 살을 분리한다.
2. 봄동에 조갯살과 양념을 넣고 조개 삶았던 물 3순가락을 넣어준 뒤 살짝 버무린다.

중금속 배출에 좋은
더덕

봄의 불청객, 황사에 맞서라!

"봄이 되어서 날이 아주 따뜻해지면 환자분들이 유독 많이 호소하는 질환이 있어요. 바로 목감기, 눈질환, 피부질환들인데요, 대표적인 원인으로는 봄만 되면 기승을 부리는 황사가 큰 원인입니다."

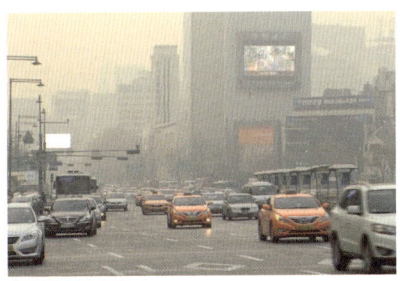
| 황사

중금속과 미세먼지가 섞인 봄의 불청객 황사는 최근 노약자의 사망률까지 증가시킨다는 보고가 있을 정도로 그 위험성이 날로 심각해지고 있다.

"황사가 심하다고 해서 모두 집에만 있을 수는 없잖아요. 황사를 피해 가긴 어렵습니다. 그래서 이미 몸속으로 들어온 미세먼지나 중금속을 얼마나 잘 배출시킬 것인가가 관건이라고 할 수 있습니다."

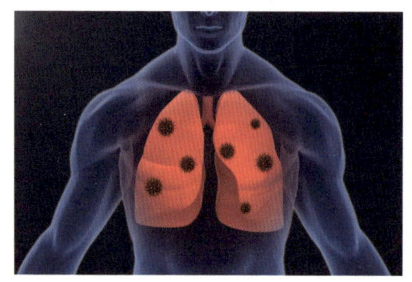

| 폐에 들어간 중금속

하지만 한번 몸속에 들어온 중금속은 쉽게 배출되지 않는다고 알려져 있는데, 특별한 방법이 있는 것일까?

"물론 어렵죠. 그래서 딱 이맘때 자연이 우리에게 준 선물과도 같은 제철음식이 있습니다. 중금속을 몸 밖으로 배출시켜줄 뿐만 아니라 미세먼지가 우리 몸에 흡수되는 걸 막아주는 데 굉장히 탁월한 식재료입니다. 미세먼지를 막아주는 천수밥상의 식재료, 제가 소개해드릴게요."

김소형 한의사가 찾아간 곳은 활기 넘치는 서울의 한 재래시장. 봄기운 속에서 수확한 다양한 식재료들이 가득하다. 이 식재료들 중에서 과연 황사를 막는 제철 식재료의 정체는 무엇일까?

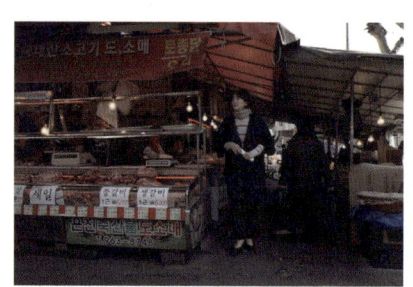

| 재래시장을 찾은 김소형 한의사

근처에 눈에 띄는 도라지. 혹시 도라지가 아닐까?

"물론 이 도라지도 좋아요. 도라지는 '길경'이라고 하는 본초명을 가지고 있고요, 이것을 말려서 약으로도 사용하는 약용식물이기도 하죠. 3년 미만의 도라지 같은 경우에는 식용으로 요맘때 많이 먹어주면 좋긴 합니다. 그런데 오늘 제가 소개해드릴 식재료는 이게 아니에요. 한 가지 힌트를 드리면, 도라지처럼 흰색입니다. 폐는 하얀색을 상징해요. 현대과학에서도 흰색 식품 안에는 안토크산틴이라는 성분이 굉장히 활성화되어 있는데, 그게 바로 우리 몸의 저항력을 높여주고 특히 폐라든지 호흡기 점막을 튼튼하게 하는 작용을 하거든요. 그래서 황사가 심한 요즘 우리가 많이 먹어야 할 음식의 색깔이기도 합니다."

천수밥상의 식재료, 첫 번째 단서는 하얀 빛깔을 가지고 있다는 것이다. 하지만 의외로 흰색 식재료를 찾는 것이 쉽지 않다.
혹시 대표 백색 육류인 닭이 아닐까?

"흰색은 맞네요. 닭고기가 하얗고 단백질 함량이 워낙 높아서 면역력을 높여주는 데 굉장히 좋은 식재료이긴 해요. 하지만 황사를 막기에는 조금 부족한 면이 있거든요. 대신 닭하고 공통점이 있습니다. 수컷과 암컷으로 나뉘어 있어요. 한의학에서는 양의 젖처럼 흰 젖이 나온다고 해서 '양유'라는 이름으로 불리기도 합니다."

두 번째 단서는 '양유'라고 불린다는 것. 도대체 이 식재료의 정체는 무엇일까? 그때, 김소형 한의사가 다시 도라지의 냄새를 맡고 있는 모습을 볼 수 있었다.

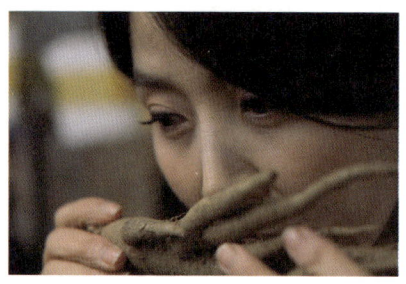
| 더덕 냄새를 맡는 모습

"아닌데. 이게 도라지랑 비슷하게 생겼죠? 그런데 도라지 아니에요. 이게 바로 황사를 막아주고 몸속의 중금속을 배출시켜주는 제철 식재료, 더덕입니다."

더덕은 현지 생산물가에 따라 가격 변동이 심한 식재료다. 그렇기 때문에 제철인 봄이 싸고 품질 좋은 더덕을 먹기에 최적의 시기라고 한다.

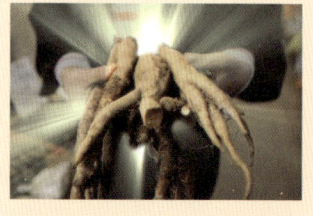

**김소형 한의사가 추천하는
천수밥상의 제철 식재료 두 번째, 더덕**

황사로부터 건강을 지켜줄 천수밥상의 주인공인 더덕은 1월부터 4월이 제철이다. 더덕은 더덕더덕 붙어 있다고 해서 더덕이라고 불린다. 예로부터 한의학에서는 폐를 보호하는 약재로 사용됐으며 농촌진흥청도 황사를 극복하는 데 도움이 되는 식재료 중 하나로 더덕을 꼽을 정도로 중금속과 미세먼지로 인한 피해를 막는 데 효과적이다.

궁금해요! 싱싱한 더덕 고르는 법

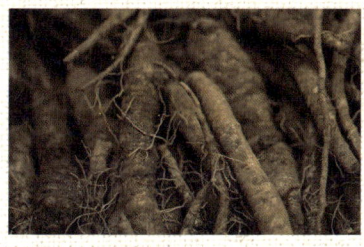

1. 국내산 더덕 고르는 법

"더덕은 잘랐을 때 단면에 하얀 진액이 많을수록 좋은 더덕이라고 보면 돼요. 이 하얀 진액은 인삼에 많다고 알려진 사포닌 성분이 주성분이에요. 우리 몸에서 혈액순환을 원활하게 하고 강력한 항암효과가 있어서 많이 먹으면 보약입니다. 천연 면역제가 바로 더덕이에요."

흙이 제거된 채 국내로 들어오는 수입산 더덕과 달리 국내산 더덕은 흙이 많이 묻어 있는 것이 특징이다.

2. 수컷과 암컷 고르는 법

더덕에 수컷과 암컷이 있다는 걸 모르는 사람들이 많다. 하지만 더덕은 수컷과 암컷이 있고 그 모양과 맛, 효능이 약간 다르다.

"더덕을 고르다 보면, 뿌리의 모양에 따라서 수컷과 암컷을 구별할 수 있어요. 굉장히 길면서 매

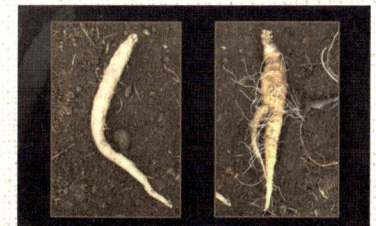

| 더덕 수컷(좌)과 암컷(우)

끈하고 잔털이 없는 게 수컷이고요, 반대로 굉장히 잔털이 많으면서 약간 통통한 게 바로 암컷입니다. 그런데 우리가 요리용으로 쓸 때는 수컷을 많이 써요. 약간 감칠맛이 있거든요. 사실 둘 다 약효 차이는 크지 않지만, 감칠맛을 내는 데는 수컷을 많이 사용하고 암컷은 주로 약용으로 많이 사용하죠."

더덕의 암컷은 뿌리가 여러 갈래로 나뉘어 있는 반면, 수컷은 하나의 뿌리만 있는 것이 가장 큰 특징이다.

더덕으로 천수밥상 차리기

가장 먼저 더덕을 깨끗한 물에 씻는 김소형 한의사.

"더덕은 사이사이에 낀 흙을 깨끗이 제거해주는 것이 굉장히 중요해요. 그래서 솔 같은 것을 이용해서 깨끗하게 제거해야 합니다."

이때 더덕을 손쉽게 손질하는 방법이 있다고 한다.

"더덕을 뜨거운 물에 10초 동안 담갔다가 찬물에 식혀주면 껍질이 굉장히 술술 잘 벗겨집니다. 고구마 껍질 벗기는 것처럼 술술 벗겨지고, 즙이 묻어나오지를 않아요."

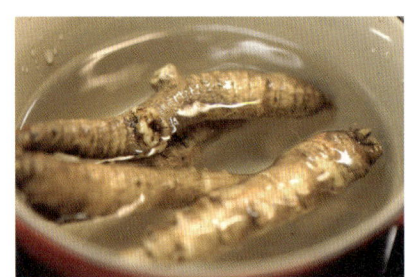

| 뜨거운 물에 담근 더덕

> ✓ 더덕을 뜨거운 물에 담그면 더덕의 풍부한 사포닌 성분이 안으로 깊게 스며들어 영양 손실이 적어진다.

1. 사삼약죽

같은 더덕이라도 황사철에 더욱 도움이 되는 더덕 활용법이 있다는 김소형 한의사.

"맞아요. 더 효과적으로 먹는 방법이 있거든요. 특히 황사철에는 바로 이겁니다."

김소형 한의사가 내민 것은 죽이다.

"맞아요, 죽이에요. 더덕은 한의학에서 모래에서 자라는 인삼이라는 의미로 '사삼'이라고 하는 본초명을 가지고 있거든요. 이 더덕은 말 그대로 청열(靑熱), 열을 내려주고, 거담(祛痰), 가래를 삭여주고 폐의 열을 제거하는 효용이 있습니다. 그래서 옛날부터 몸이 굉장히 허약하신 분들이 자꾸 열이 난다든지 기침이 끊이지 않을 때, 마치 약처럼 처방했던 약죽이 바로 이 더덕을 넣은 사삼약죽입니다."

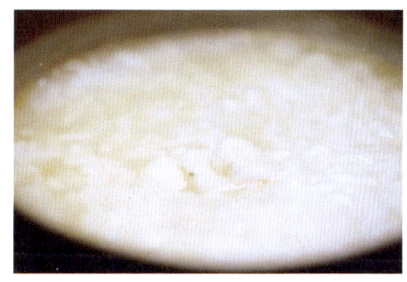
| 사삼약죽

한의학에서 폐의 기운을 돋우는 데 처방됐던 사삼약죽. 그런데 죽 속에 가장 중요한 더덕이 보이지 않는다.

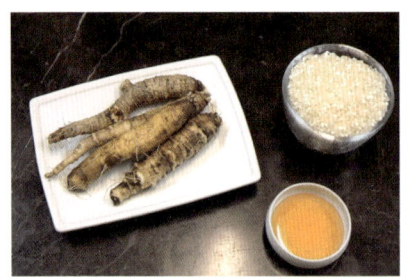
| 사삼약죽 재료

"보이는 게 전부는 아닙니다. 사실 더덕이 굉장히 풍부하게 들어 있어요. 이 사삼약죽은 효능이 대단히 많은 것에 비해서 만드는 건 무척 간단해요. 재료는 쌀과 더덕뿐이에요."

이렇게 간단한 재료로 어떻게 죽이 완성되는지 알아보자.

"잘 씻은 더덕을 준비하고, 냄비에 더덕과 물을 넣고 찬물일 때부터 서서히 끓여주면 됩니다."

물이 반으로 줄어들 때까지 푹 삶은 후 더덕을 건져낸다.

"더덕이 잘 우러났어요. 이 더덕을 일단 건져냅니다. 건져내면 더덕에 있는 좋은 생리활성 성분들, 사포닌, 폴리페놀 이런 성분들이 물에 잘 우러나 있거든요. 이 물에 죽을 끓이면 됩니다. 건진 더덕이 좀 아깝다는 생각이 들 때는, 저는 그냥 곱게 갈아서 이것도 함께 죽으로 끓이기도 해요."

더덕 우린 물에 쌀을 넣고 죽을 끓이는데, 쌀죽은 소화를 돕고 노폐물을 몸 밖으로 배출시키는 효과가 있다. 이때 기관지 질환에 효과적인 꿀을 함께 넣으면 폐 건강을 지켜주는 사삼약죽의 효능이 높아지게 된다.

사삼약죽 레시피

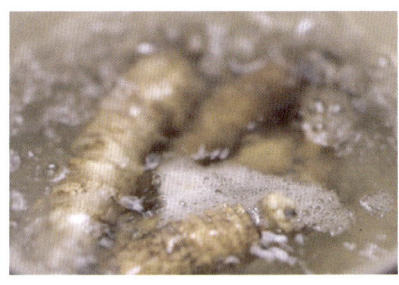

1. 더덕을 끓는 물에 우린 뒤 건진다.

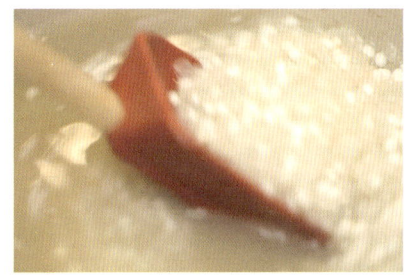

2. 쌀을 넣고 저어준다.

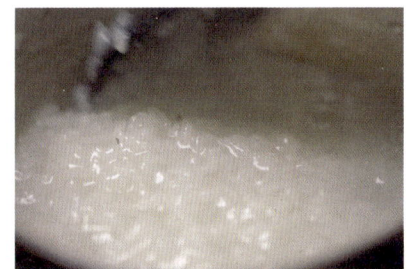

3. 완성된 죽

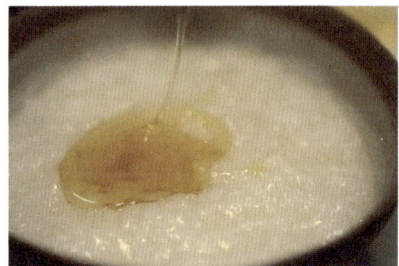

4. 꿀을 넣는다.

이렇게 간단한 방법으로 봄철 황사로부터 폐 건강을 지키는 건강식, 사삼약죽이 완성됐다.

"사삼약죽을 아침저녁으로 하루에 2회 정도 복용하면 효과를 빨리 볼 수 있어요. 그리고 더덕이 좋다고 해서 너무 많이 먹는 분들이 있어요. 약간 더부룩하고 팽만감이 있다고 호소하는 분들이 있지요. 그런데 이 사삼약죽은 그런 부작용 없이 더덕의 효능을 모두 섭취하면서도 얼마든지 장복할 수 있는 장점을 가지고 있습니다."

2. 더덕 물김치

이번에는 냉장고에서 뭔가를 꺼내오는 김소형 한의사.

"이 요리야말로 더덕을 끼니때마다 먹을 수 있는 건강한 봄철 밥상의 감초입니다."

황사철 밥상의 감초 역할을 한다는 음식의 정체는 무엇일까?

"바로 더덕 물김치에요."

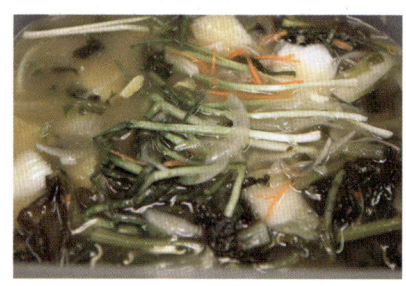
| 더덕 물김치

하지만 더덕이 들어간 것 외에는 특별한 점이 없어 보이는 평범한 물김치 같다. 이 속에는 과연 어떤 비법이 숨겨져 있는 걸까.

"기포가 보글보글 올라올 정도로 참 잘 익었거든요. 엄청 시원하고 맛이 진해요. 이렇게 시원할 수가 있을까 싶은데, 놀랍게도 여기에는 물이 하나도 안 들어갔어요."

물 없이 물김치를 만들었다는데, 그렇다면 물김치에 보이는 이 물은 무엇일까?

"이게 다 재료에서 우러나오는 즙이거든요. 그래서 이 국물이 굉장히 진하고 영양 함량도 훨씬 높다고 할 수 있죠."

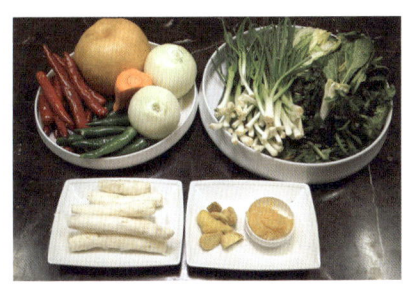
| 더덕 물김치 재료

더덕의 효능을 높이는, 물 없이 만드는 더덕 물김치. 어떻게 만드는 걸까?

재료는 보통 물김치와 마찬가지로 고추, 당근, 양파와 같은 채소가 들어가고 여기에 더덕이 추가된다. 더덕은 먹기 좋게 길고 얇게 썬다. 여기에 김소형 한의사만의 특별한 손질법이 더해진다고 한다.

"더덕에 있는 영양가를 사수하기 위해서 이 포크가 꼭 필요합니다. 더덕을 펼 때 보통 방망이로 두드리잖아요. 그렇게 되면 더덕에 있는 섬유질이 파괴되어서 영양소가 감소할 우려가 있거든요. 그럴 때는 이렇게 포크로 잘게 찢으면 돼요. 그러면 섬유질의 파괴를 막을 수 있어요."

더덕 사이사이를 포크로 반복해서 흠집을 내면 그 사이로 양념이 더욱 쉽게 배어들 뿐만 아니라 방망이로 두들긴 것처럼 식감이 연해지는 효과가 있다.
그리고 더덕만큼이나 중요한 물김치 재료가 하나 더 있다고 한다.

"연근은 더덕 물김치에 들어가는 부 주인공이라고 할 수 있어요. 연근에는 워낙 비타민C가 풍부해서 환절기 질환이라고 할 수 있는 기침, 천식에 효과적이죠. 바로 더덕의 효능을 상승시켜주는 작용을 하는 거에요."

그렇다면 물 한 방울 없이 물김치의 물을 만드는 마술 같은 방법은 과연 무엇일까.

"물김치 재료들이 모두 양파나 배 같은 수분이 많은 채소이기 때문에 굳이 물을 따로 넣지 않아도 채소 자체에서 물이 스며나오는 거죠. 저만의 방법이라고 굳이 이야기한다면, 저는 양파하고 배를 썰지 않고 즙을 내서 그 즙으로 물김치를 담습니다."

김소형 한의사는 양파와 배즙뿐만 아니라 각종 채소에 들어 있는 수분으로 물김치의 물을 만들어낸다.

여기에 물김치의 영양을 높이는 비법이 하나 더 있다고 한다.

"물김치를 만들 때 소금, 설탕, 식초 등의 조미료를 넣잖아요. 그런데 저는 설탕을 넣지 않고 대신 포도당을 넣습니다."

포도당이라면 몸이 좋지 않을 때 수액으로 맞는 그 포도당을 말하는 것일까?

"맞아요. 가장 기본적인 체내 에너지원이죠. 그런데 설탕 대신 이 포도당을 사용하게 되면 단맛, 포도당이 가지고 있는 특유의 시원한 맛이 요리에 감칠맛을 더해줘요. 그래서 이걸 넣게 되면 탄산이 많이 발생해서 더덕 물김치를 먹으면 톡 쏘는 시원한 맛이 있거든요. 그게 바로 이 녀석 덕분이에요."

포도당은 2순가락 정도만 넣어주면 된다. 그리고 멸치액젓과 양파, 쪽파, 고추, 마늘, 생강을 한꺼번에 분쇄해 손질한 채소에 넣고 배와 양파즙을 부은 후 고루 버무려준다. 이때 너무 손에 힘을 주면 채소의 풋내가 날 수 있기 때문에 손가락에 힘을 빼고 버무려주는 것이 좋다. 모든 과정이 끝나면 통에 국물까지 옮겨 담은 후 더덕과 연근은 물김치를 덮듯이 올려놓는다. 그 이유는 무엇일까.

"미리 더덕을 넣으니까 더덕이 물러지고 연근 특유의 아삭함이 좀 덜한 것 같아요. 제일 위에다 얹어놓고 이대로 12시간 숙성시키면 더덕의 쌉쌀한 향과 연근의 아삭함이 살아 있는 물김치가 됩니다."

재료를 숙성하는 동안 채소에서 배어나온 수분 덕분에 맛은 시원하고 효능은 높은 더덕 물김치가 완성된다. 이 더덕 물김치는 황사철, 우리 몸 속의 미세먼지 배출을 도와주는 고마운 음식이다.

더덕 물김치 레시피

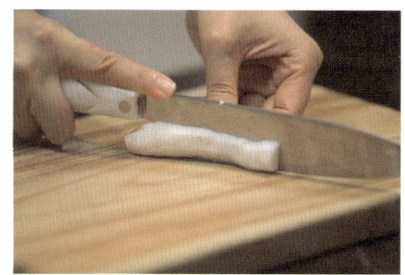

1. 더덕을 길고 얇게 썬다.

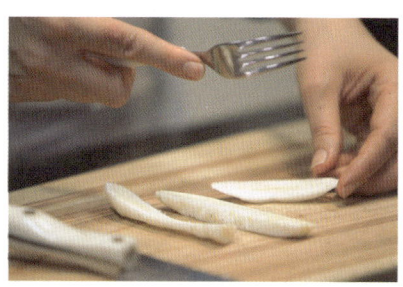

2. 포크로 더덕을 잘게 찢는다.

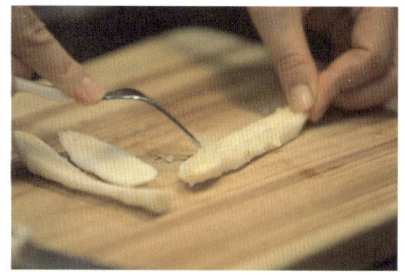

2-1. 더덕 사이사이를 반복해서 흠집을 낸다.

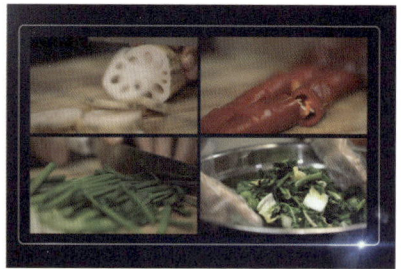

3. 각 재료를 썰어 준비한다.

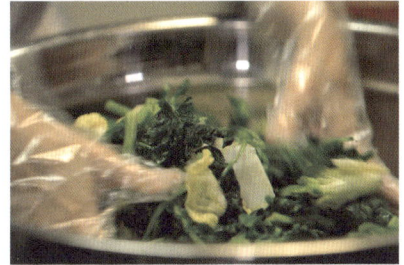
4. 얼갈이와 열무를 고루 섞는다.

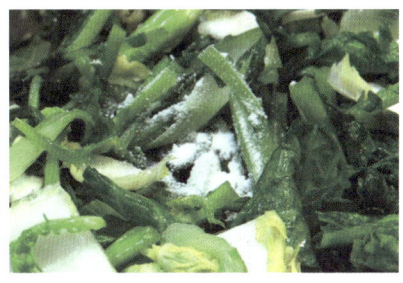
5. 포도당을 넣는다.

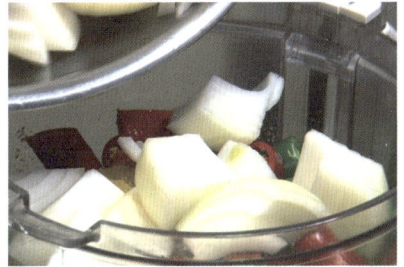
6. 믹서에 양념용 재료를 넣는다.

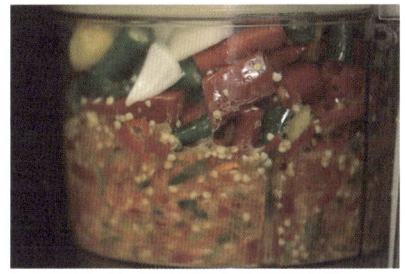
7. 한꺼번에 갈아 양념을 만든다.

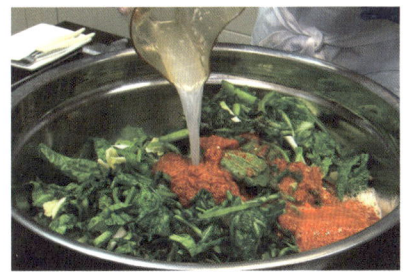
8. 채소에 양념과 배, 양파즙을 넣는다.

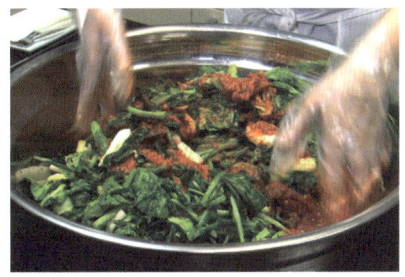
9. 고루 버무린다.

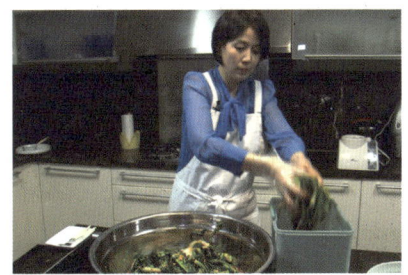
10. 통에 담는다.

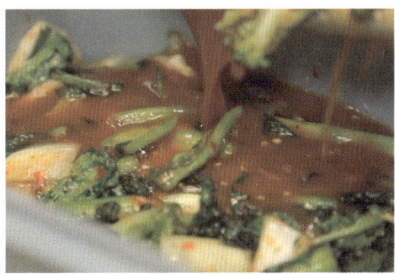
10-1. 국물까지 옮겨 담는다.

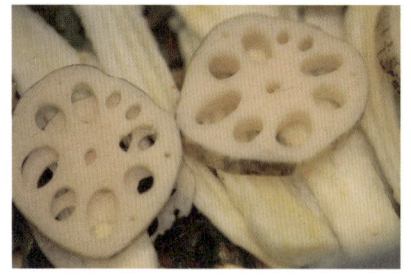
11. 더덕과 연근을 제일 위에 얹는다.

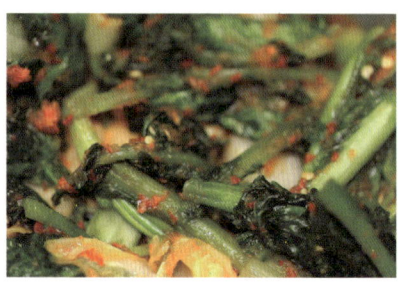
12. 더덕 물김치 완성

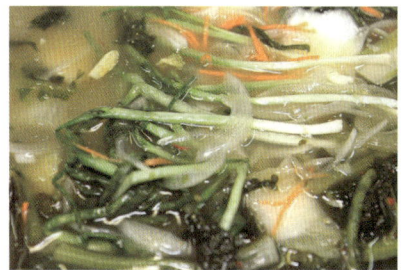
물이 차오른 물김치의 모습

3. 더덕 찹쌀튀김

찹쌀가루와 검은깨는 더덕의 효능을 높이는 재료다.

더덕의 소화를 돕는 찹쌀가루를 묻혀 기름에 튀기는 더덕튀김. 더덕의 사포닌은 지용성이라 기름에 튀기면 흡수율이 높아진다. 여기에 더덕의 부족한 단백질을 보충해주는 검은깨를 뿌려주면 소화를 촉진하고 더덕의 영양을 높인 더덕튀김이 완성된다.

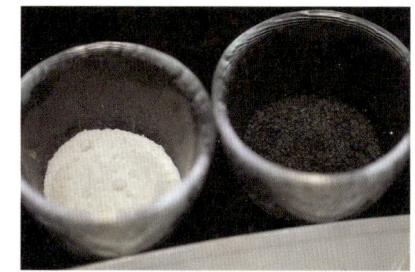
| 찹쌀가루와 검은깨

더덕 찹쌀튀김 레시피

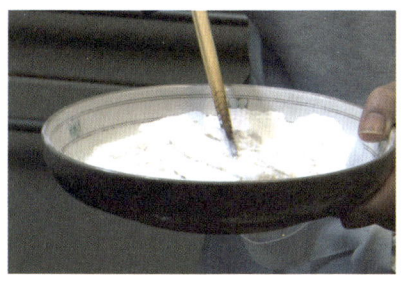

1. 더덕에 찹쌀가루를 묻힌다.

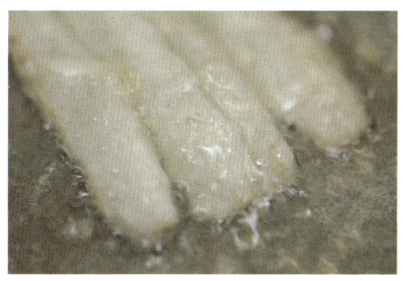

2. 기름에 튀긴다.

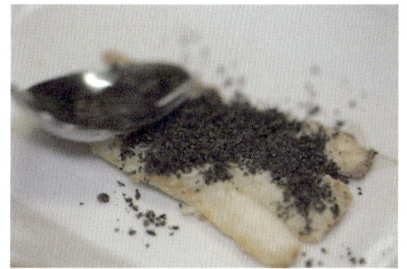

3. 튀긴 더덕 위에 검은깨를 뿌린다.

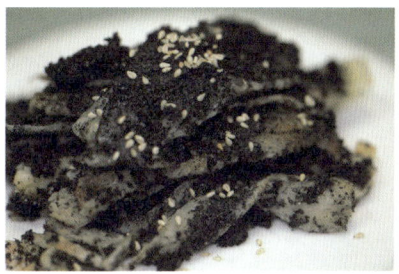

4. 더덕 찹쌀튀김 완성

    맛뿐만 아니라 건강까지, 어느 것 하나 놓치지 않고 사로잡은 더덕 음식. 봄철, 우리 식탁에 꼭 필요한 제철음식이다.

    "더덕에 풍부한 사포닌은 황사나 미세먼지로 손상된 폐 기능을 회복시키는 데 굉장히 탁월한 효능이 있을 뿐 아니라, 무엇보다 기관지 점막을 튼튼하게 하는 작용이 있어서 미세먼지가 체내에 흡수되는 것을 막아주는 효능이 있어요. 뿐만 아니라 몸 안에 이미 침투한 중금속 등의

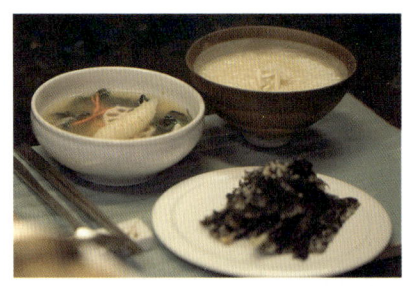

| 더덕으로 만든 음식들

이물질을 걸러줘서 가래 같은 걸 배출하기 때문에 황사가 워낙 염려되는 봄, 우리 밥상에 정말 필요한 식재료입니다."

한눈에 보는 레시피

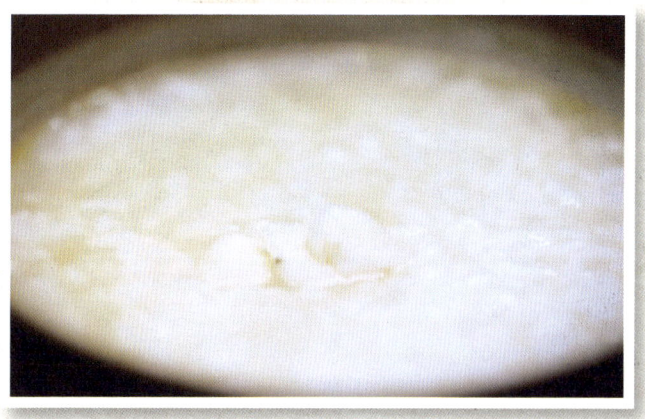

사삼약죽

재료

쌀 100g, 더덕 150g, 꿀 약간

만드는 법

1. 흙을 제거한 더덕을 끓는 물에 넣고 물이 반으로 줄어들 때까지 우린다.
2. 더덕 우린 물에 쌀을 넣고 죽을 쑨다.
3. 꿀을 섞어 먹으면 더덕의 효능을 더욱 높인다.

한눈에 보는 레시피

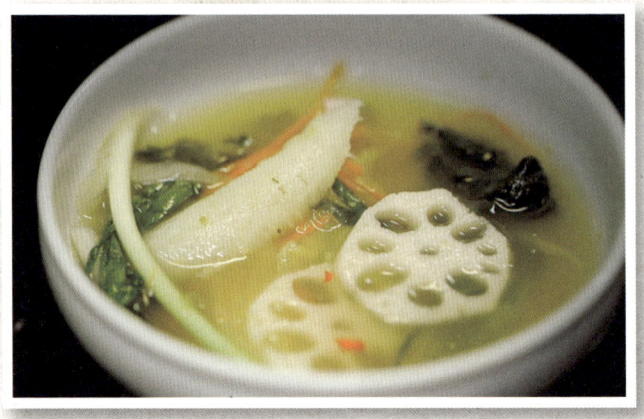

더덕 물김치

재료

더덕 10개, 연근 1개, 얼갈이배추 3단, 열무 1단, 양파 1개, 고추 3개, 마늘 1통, 생강 1/2톨, 멸치액젓 1컵, 포도당 2순가락

만드는 법

1. 껍질을 벗긴 더덕을 준비하고 각 재료를 먹기 좋게 자른다.
2. 양파, 고추, 마늘, 생강, 멸치액젓을 믹서에 넣고 갈아 양념을 만든다.
3. 얼갈이, 열무를 고루 섞고 설탕 대신 포도당 2순가락을 넣는다.
4. 양념과 배, 양파로 낸 즙을 넣고 한꺼번에 버무린다.
5. 그 위에 연근과 더덕을 덮듯이 올린 후 12시간가량 숙성시킨다.

한눈에 보는 레시피

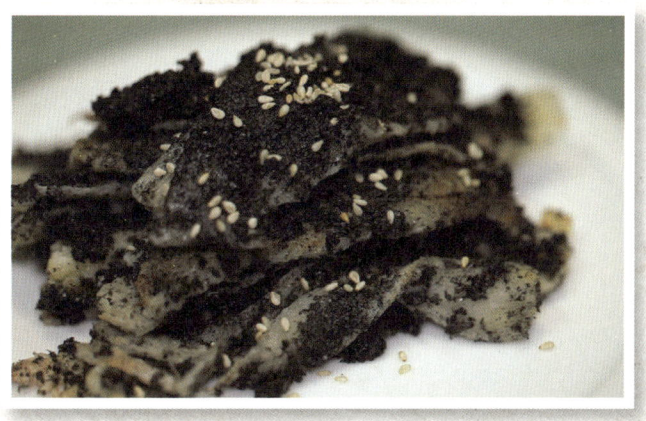

더덕 찹쌀튀김

재료

더덕 2개, 찹쌀가루 1컵, 검은깨 1/2컵

만드는 법

1. 더덕에 찹쌀가루를 묻힌다.
2. 기름에 튀긴 후 검은깨를 뿌려준다.

뛰어난 해독 나물
미나리

봄나물로 독소를 버려라!

김소형 한의사가 이맘때 꼭 먹어야 할 음식이 또 하나 있다고 한다.

"만병의 근원은 독소 때문이라고 할 수 있고요, 비만 또한 몸에 독소가 쌓이면서 생기는 것이라고 볼 수 있습니다. 그래서 제가 오늘 소개할 제철음식은요, 독소를 말끔하게 풀어주는 해독에 탁월한 식재료입니다."

해독에 탁월하다는 식재료를 알아보기 위해 찾은 근처의 재래시장.

"방풍나물이네요. 방풍은 바닷가 모래밭의 해풍을 맞고 자란다고 해서 방풍이거든요. 그래서 주로 폐, 호흡기계통에 좋아요. 봄철에 중금속, 황사 등이 기승일 때, 그런 걸 해독시켜 주는 데 굉장히 좋은 게 바

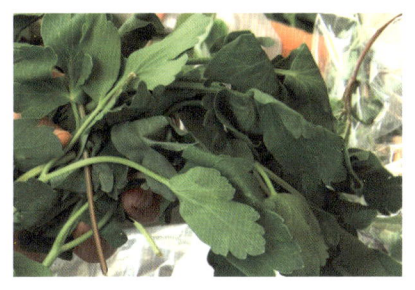
| 방풍

로 방풍나물이에요. 주로 한방에서는 방풍나물의 뿌리를 약용으로 많이 사용하고 있습니다."

그렇다면, 모래밭에서 자란다는 생명력 강한 방풍나물이 이번 천수밥상의 식재료일까?

"아니에요. 방풍도 해독에 좋지만 이것이 이번 천수밥상 재료는 아니에요."

김소형 한의사가 이번엔 상추를 집어 든다.

"상추 끝 부분을 꺾어보면, 보이세요? 하얀 즙이 나오죠. 이 성분이 바로 락투세린, 그리고 락투신이라고 하는 성분인데 이게 우리 몸속의 피를 맑게 해주고 독을 해소합니다. 물론 상추도 굉장히 훌륭한 해독 식품 중 하나에요. 그런데 이것도 해독의 왕은 아닙니다. 보통 삼겹살 먹을 상추랑 많이들 먹는데, 제가 이번에 추천할 이것과 함께 먹어보면 아마 상추 생각이 안 날 거에요."

삼겹살을 먹을 때도 좋다는 식재료, 도대체 무엇일까?

"오늘 제가 추천하는 해독에 탁월한 식재료, 바로 해독의 왕이라 불리는 미나리입니다."

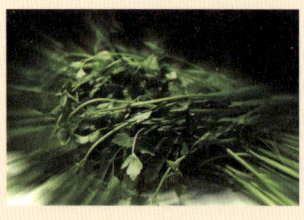

**김소형 한의사가 추천하는
천수밥상의 제철 식재료 세 번째, 미나리**

3월에서 5월이 제철인 미나리는 이맘때 맛과 향이 최고에 달한다는데, 폴리페놀, 리모넨 등을 비롯한 다양한 해독작용 성분을 풍부하게 함유하고 있다.

"우리가 복국을 먹을 때 항상 그 위에 미나리가 올라가 있잖아요. 혹시 남아 있을지도 모르는 복어 독을 미나리가 해독해주는 역할을 합니다. 뿐만 아니라, 중금속의 독성을 중화시켜주는 효능이 뛰어나기 때문에 생선이나 각종 중금속에 오염되기 쉬운 음식들과 이 미나리를 함께 먹으면 그야말로 제격입니다."

또한, 미나리의 향긋함이 생선의 비린내를 잡아줘서 그야말로 찰떡궁합이라고 한다.

봄, 제철이 되면 한 단에 2천 원 하는 미나리.

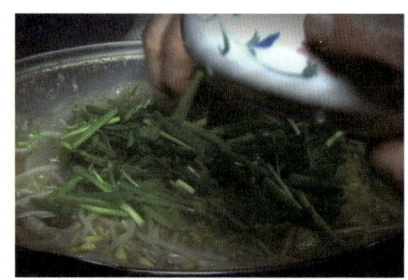

| 생선탕에 넣는 미나리

"미나리가 수근(水芹), 수영(水英)이라는 약초명이 있어요. 청혈(淸血)시켜주고, 이수(利水)시켜준다고 하는데, 즉 몸에 불필요한 염증을 없애주고 부기를 빼주는 그런 작용이 있어서 옛날부터 채소이자 약재로 쓰였던 게 바로 미나리에요."

미나리로 천수밥상 차리기

김소형 한의사가 추천하는 해독의 왕, 천수밥상 식재료 미나리! 지금부터 미나리를 건강하게 섭취하는 방법을 공개한다.

먼저, 미나리는 흐르는 물에 헹궈 이물질을 제거해준다.

> **궁금해요!** 좋은 미나리 고르는 법

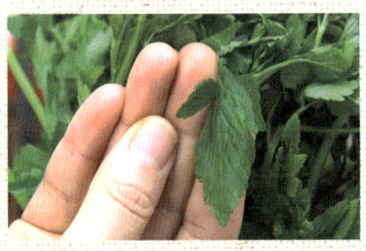

건강도 지키고 맛도 살리는 싱싱한 미나리, 어떤 것을 고르는 게 좋을까.

"줄기의 밑동을 봤을 때, 구멍이 없고 촘촘한 것이 굉장히 좋아요. 그리고 연녹색을 띠는 미나리가 먹었을 때 연하고 향이 깊어요."

또한, 잎이 푸르고 넓을수록 좋은 미나리라고 한다.

"가끔 보면 미나리가 거머리와 친구에요. 거머리를 제거하는 게 굉장히 중요합니다."

유독 거머리가 많이 붙어 있는 미나리, 손쉽게 세척할 수 있다고 한다.

"숟가락 꽂아놓기. 이렇게 되면 손질이 끝나는 거에요. 거머리는 놋을 굉장히 싫어해요. 그래서 세척이 끝나고 나서 집에서 쓰는 은숟가락을 물에 담가놓으면 거머리들이 싫어서 막 나오죠. 은숟가락이 없으면 10원짜리 동전도 좋습니다."

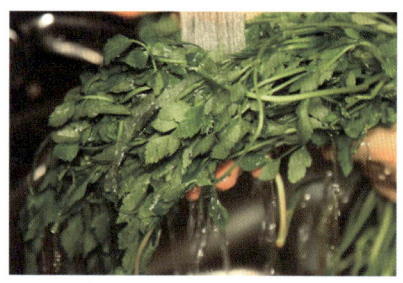

1. 미나리를 흐르는 물에 씻는다.

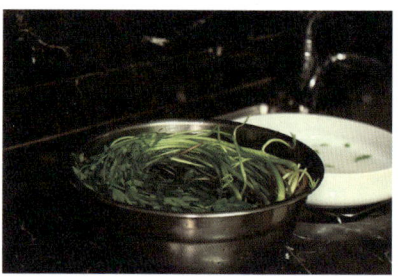

2. 씻은 미나리를 볼에 담는다.

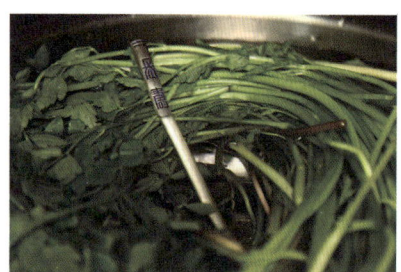

3. 물에 숟가락을 꽂는다.

1. 미나리 장아찌

손질이 끝난 미나리를 활용해 독특한 반찬을 선보이겠다는 김소형 한의사. 그녀가 냉장고에서 꺼낸 음식의 정체는 바로 장아찌다.

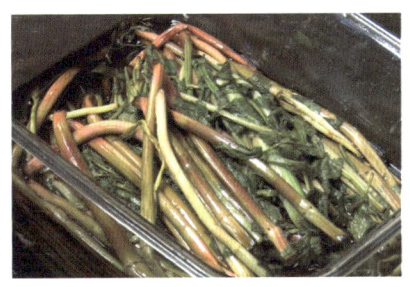
| 미나리 장아찌

"이게 미나리 장아찌에요. 영양소의 파괴를 막기 위해서는 사실 생으로 먹는 게 가장 좋은 방법이긴 한데, 문제가 있어요. 미나리의 성질 자체가 워낙 냉성입니다. 그래서 평소에 몸이 냉한 분들은 장아찌로 숙성해서 먹으면 좋아요. 미나리의 냉성이 좀 완화되면서 평한 성질로 바뀌어요. 소화흡수율도 높일 수 있고, 또 냉한 체질의 분들도 부담 없이 즐길 수 있는 온 가족 식사가 되는 거죠."

상하기 쉬운 미나리를 100% 활용할 수 있는 미나리 장아찌, 그 비법을 알아보자.

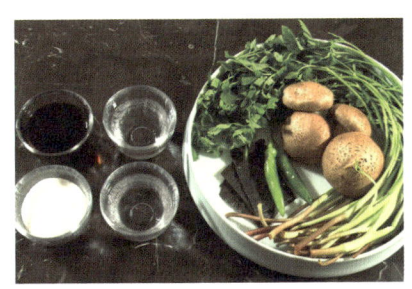
| 미나리 장아찌 재료

재료로는 식초와 간장, 설탕 그리고 표고버섯과 고추, 다시마를 준비한다.

먼저 버섯, 고추, 다시마를 넣

고 육수를 내는데, 맹물보다 육수를 사용하면 감칠맛이 훨씬 좋다. 이렇게 우려낸 육수 한 컵에 식초, 간장, 설탕을 같은 비율로 넣고 팔팔 끓인다. 끓기 시작하면 바로 불을 꺼준다. 장아찌에 사용하는 미나리는 물기 제거가 중요하다고 한다.

"재료 자체에 물기가 남아 있으면 장아찌로 만들었을 때 쉽게 물러져 버리기도 하고, 쉽게 상해버릴 수 있어요. 그래서 미나리의 물기를 완전히 제거하는 게 굉장히 중요합니다."

그리고 반드시 간장 달인 물을 식혀 부어준다.

"미나리가 워낙 연하기 때문에 뜨거울 때 부으면 익어버릴 염려가 있거든요. 충분히 식혀준 후에 양념을 부어주는 게 좋습니다. 이렇게 해서, 이 미나리 장아찌는 사실 간이 굉장히 잘 배기 때문에 하루만 지나서 먹으면 아주 맛있습니다."

끓여서 식힌 간장을 붓고 하루 정도 지나면 향긋함과 아삭함이 그대로 살아 있는 미나리 장아찌가 완성된다.

미나리 장아찌 레시피

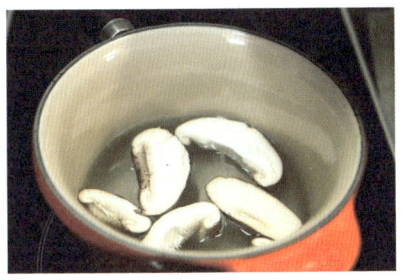

1. 버섯, 고추, 다시마를 물에 넣고 끓인다.

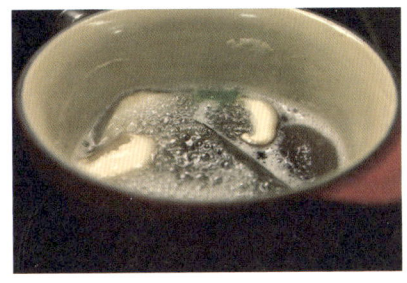

2. 팔팔 끓기 시작하면 불을 끈다.

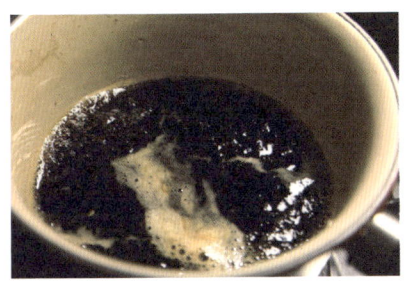

3. 식초, 간장, 설탕을 넣고 끓인다.

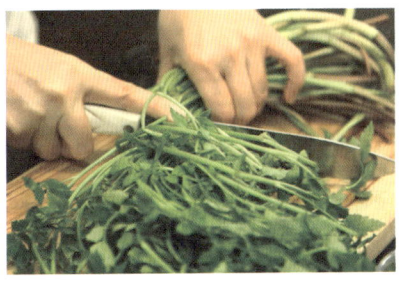

4. 미나리를 썬다.

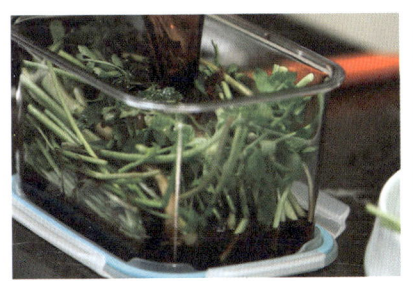

5. 끓인 간장을 붓는다.

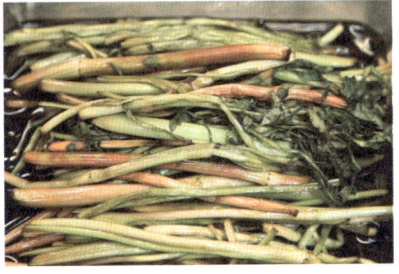

6. 미나리 장아찌 완성

장아찌는 밥반찬으로 즐겨도 좋지만 특별한 식재료와 함께 먹으면 그 효능을 높일 수 있다고 한다.

"돼지고기와 미나리는 궁합이 정말 잘 맞아요. 돼지고기의 콜레스테롤을 잡아주는 역할을 해요. 미나리가 약알칼리성이거든요. 미나리는 우리가 돼지고기와 같은 육류만 섭취했을 때 나타날 수 있는 혈액의 산성화를 예방해주고 무엇보다 속을 편안하게 해주는 작용을 합니다."

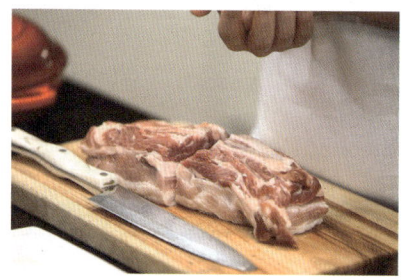 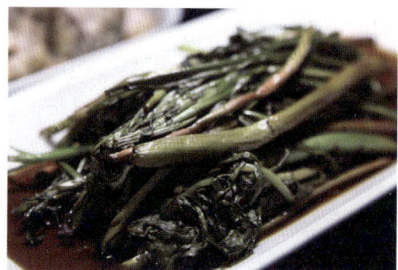

| 돼지고기와 미나리 장아찌

돼지고기는 수육을 해서 미나리 장아찌와 함께 먹으면 좋은데, 미나리 장아찌의 깔끔한 맛이 돼지고기의 느끼함을 잡아준다고 한다.

궁금해요! 돼지고기 맛있게 삶는 법

미나리와 최고의 궁합을 자랑한다는 돼지고기를 더욱 맛있게 즐길 수 있는 법을 소개한다.

"물 없이, 무수분으로 삶는데, 우선 냄비에 양파를 깔아주면 돼요."

그 위에 돼지고기를 얹은 다음에 돼지고기 위에 사과, 파, 후추 등 잡냄새를 잡아줄 재료들을 넣어주기만 하면 간단하게 무수분 수육이 완성된다.

"이렇게 해서 뚜껑을 닫고 중불로 익히다가 고기가 많이 익기 시작하면 약불로 줄이는데, 40~50분 정도 익히면 아주 맛있고 육즙이 살아 있는 수육이 완성됩니다."

이렇게 재료 자체의 수분으로 요리를 하게 되면 돼지고기에 들어 있는 수용성 비타민 또한 최대한 흡수할 수 있는 장점이 있다고 한다. 뿐만 아니라, 물을 넣지 않았기 때문에 육즙이 꽉 차 있어 부드러우면서도 쫀득한 수육을 맛볼 수 있다.

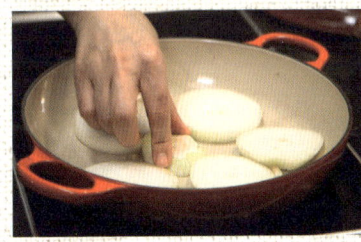

1. 냄비에 양파를 깐다.

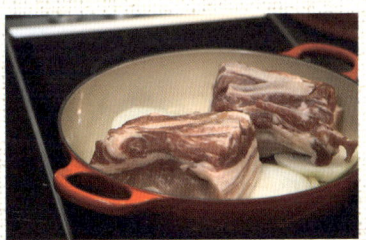

2. 양파 위에 돼지고기를 얹는다.

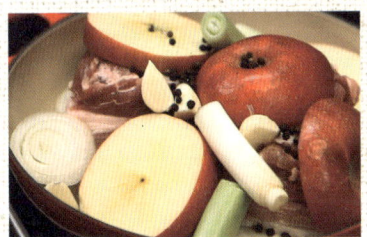

3. 돼지고기 위에 사과, 파, 후추를 올린다.

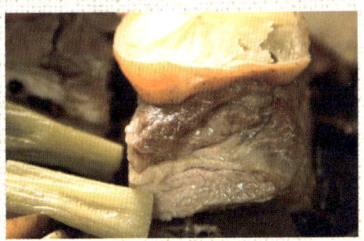

4. 무수분 수육 완성

2. 청혈 미나리밥

미나리를 활용한 두 번째 음식은 바로 밥이다.

"혈관 해독작용에 참 좋은 게 미나리에요. 우리 현대인들이 워낙 콜레스테롤과 중성지방 때문에 대사증후군의 염려가 많은 게 사실인데, 여기에 좋은 청혈 미나리밥을 하도록 하겠습니다."

피를 맑게 해주는 한 그릇의 영양, 미나리밥.

재료는 쌀, 미나리, 당근, 표고버섯. 들어가는 채소는 기호에 따라 추가해도 좋다.

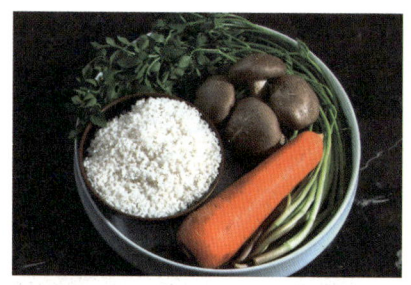
| 청혈 미나리밥 재료

"밥하는 과정은 일반 백미 짓는 것과 똑같습니다. 물의 양을 1:1로 합니다."

먼저, 일반적으로 밥을 짓는 방법과 동일하게 밥을 한다. 밥이 되는 동안 당근과 버섯을 잘게 다져주는데, 미나리는 어떻게 활용할까?

"미나리는 아까도 말씀드렸지만 고온에서 오랜 시간 조리하게 되면 영양 성분의 파괴가 커요. 그래서 맨 마지막에 넣을 겁니다."

팬에 들기름을 넣고 당근, 버섯, 미나리 순으로 넣어 약한 불에 빠르게 볶아낸다.

"미나리에 있는 비타민A와 버섯에 있는 비타민D는 둘 다 지용성이에요. 그래서 들기름에 살짝 볶으면 소화흡수율을 훨씬 높일 수 있어요."

보기만 해도 먹음직스러운 밥 위에 볶아둔 재료를 넣고 잘 섞어주면 되는데, 이때 한 가지 과정이 더 남아 있다고 한다.

"이렇게 골고루 섞어서 5분 정도 뜸만 들인 후 먹으면 청혈 미나리밥이 완성됩니다."

청혈 미나리밥 레시피 -------------------------

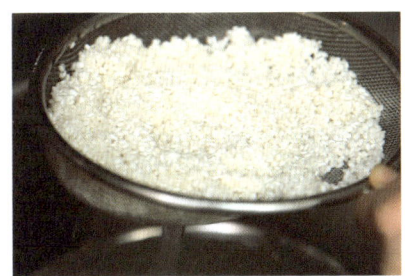

1. 쌀을 씻는다.

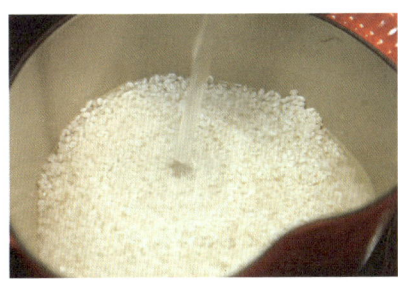

2. 밥을 짓는다.

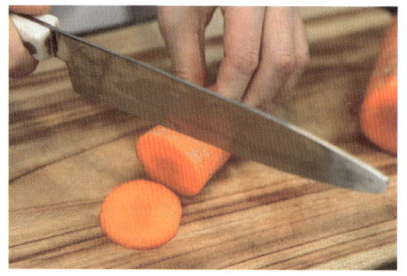
3. 당근을 썬다.

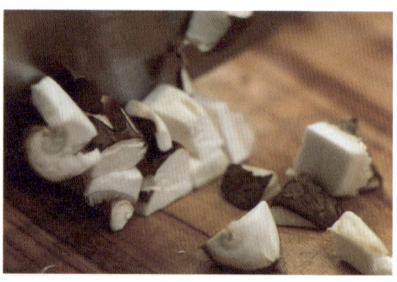
4. 버섯을 썬다.

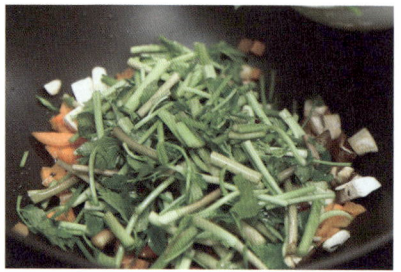
5. 팬에 들기름을 두르고 채소들을 볶는다.

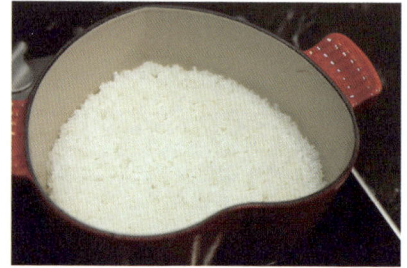
6. 완성된 밥을 준비한다.

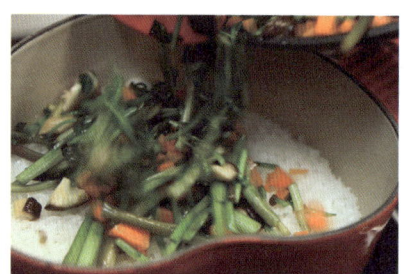
7. 볶은 재료들을 밥에 올려 뜸을 들인다.

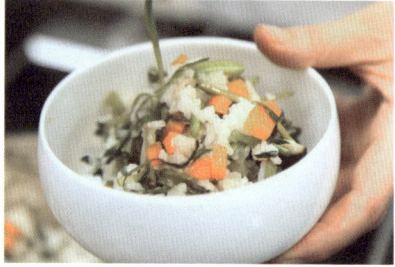
8. 청혈 미나리밥 완성

이렇게 뜸을 들이면 미나리의 향긋함을 더욱 진하게 느낄 수 있다고 한다. 다른 반찬이 필요 없는 미나리밥. 특히 어떤 사람들에게 도움이 되는 것일까?

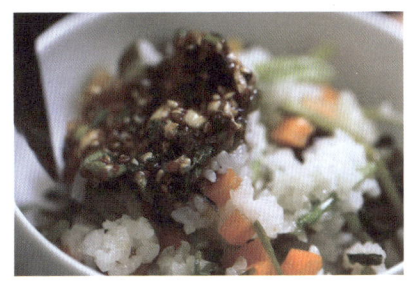
| 간장양념으로 비비는 모습

"술 마신 뒤에 생긴 열독을 풀어주고 정신을 안정시켜주는 효과가 있어요. 평소에 가슴이 답답하거나 먹지도 않는데 자꾸 붓는다거나, 특히 여성들 같은 경우에 질염이나 방광염이 있으신 분들에게 추천해드려요."

간장양념을 올려 쓱쓱 비비기만 하면 보기에도 먹음직스러운 미나리밥이 완성된다.

"맛은 아삭함? 그런 식감이 느껴져요. 들기름으로 버무렸잖아요. 그러니까 아주 고소한 봄의 향기가 입 안에 전해집니다. 보약이 따로 없네요."

내 몸에 쌓인 독소를 말끔히 해독해주는 미나리. 주의해야 할 점은 없을까?

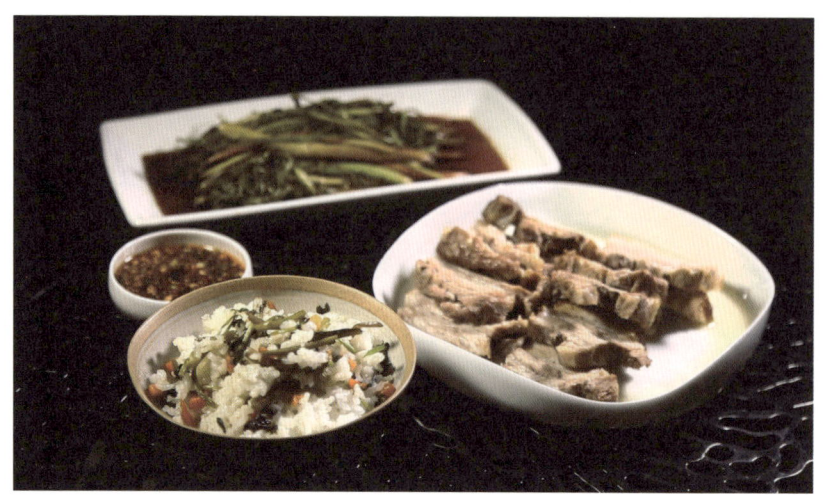
| 미나리로 만든 음식들

"미나리는 성질이 차기 때문에 맥상이 좀 강하고 몸에 열이 많은 분들에게는 오히려 좋은 음식이에요. 그렇지만 설사를 자주 하거나 몸이 찬 사람들, 비위가 냉하고 평소에 기력이 없는 경우에는 날것으로 먹기보다는 데쳐 먹는 것이 바람직하겠습니다."

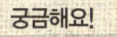 ## 미나리 보관법

한 단 사면 푸짐한 미나리. 요리를 하고 남은 미나리를 싱싱하게 보관하는 방법은 없을까?
"페트병 하나만 있으면 사용하고 남은 미나리를 싱싱하게 오랫동안 보관하기 참 편해요."
페트병에 물만 부어주기만 하면 별다른 보관법이 필요 없다고 한다.
"요리에 쓸 만큼의 정도만 잘라서 잎 부분은 요리로 사용하고, 나머지 밑의 줄기 부분을 물을 담은 페트병에 꽂아 넣으면 돼요. 미나리가 워낙 생명력이 강해요. 그래서 며칠만 놔둬도 쑥쑥 자라거든요."
미나리는 따뜻한 곳에서 잘 자라기 때문에 햇볕이 드는 곳에 둔다.

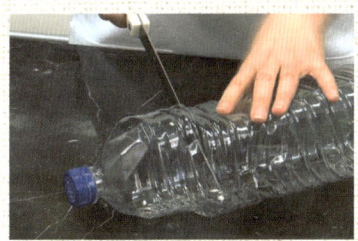

1. 페트병을 자른다.

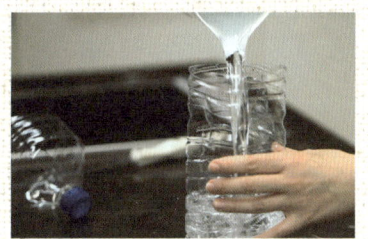

2. 물을 붓는다.

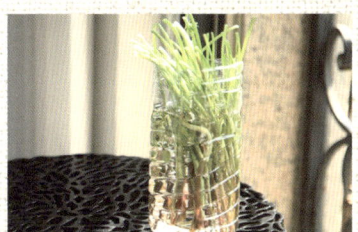

3. 미나리를 꽂아 햇볕에 둔다.

한눈에 보는 레시피

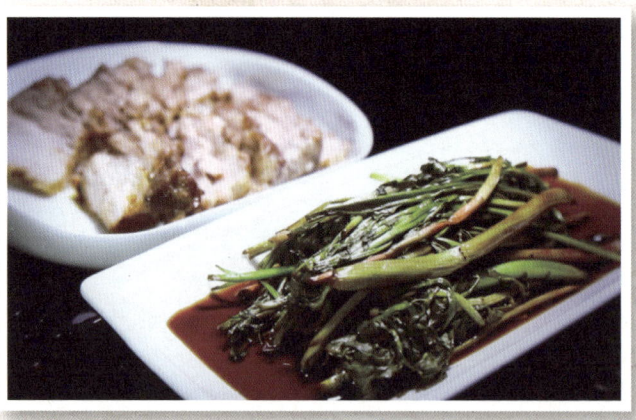

🍲 미나리 장아찌

재료

미나리 1단, 식초·간장·설탕·육수(표고버섯, 고추, 다시마) 1컵씩

만드는 법

1. 미나리는 물기를 최대한 제거해서 준비한다.
2. 육수에 식초, 간장, 설탕을 넣고 한소끔 끓인다.
3. 간장 물을 식힌 후 미나리에 붓는다.

한눈에 보는 레시피

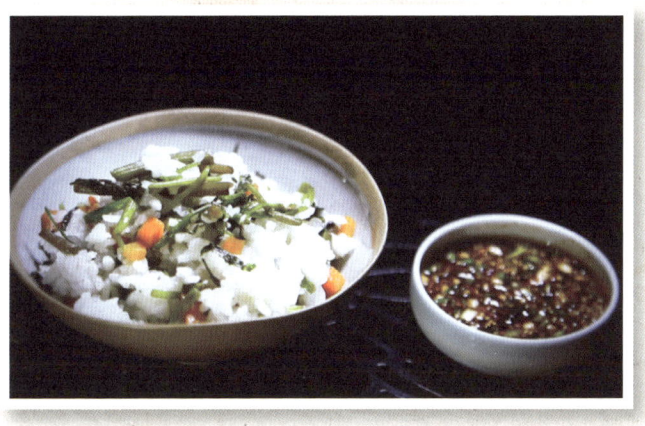

청혈 미나리밥

재료

쌀 2인분, 미나리 5줄기, 당근 1/3개, 표고버섯 2개

만드는 법

1. 들기름을 두른 팬에 당근, 버섯, 미나리 순으로 살짝 볶는다.
2. 볶은 재료와 밥을 잘 섞은 뒤 5분간 뜸을 들인다.
3. 간장양념으로 간을 더한다.

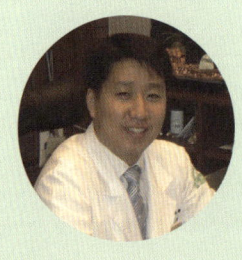

배한호 한의사

한의학 박사, 한방내과 전문의
다움한의원 원장
순천향대 의예과 외래교수
충남한의사회 부회장
한겨레두레협동조합 연합회 회장

02

1년을 책임지는 봄철 밥상

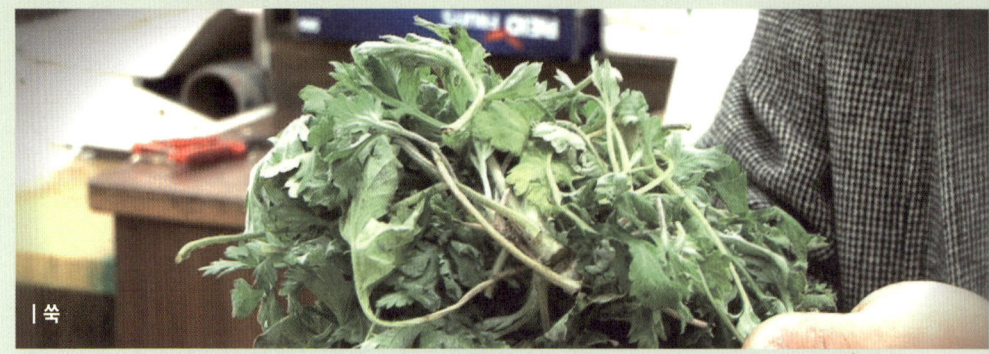
| 쑥

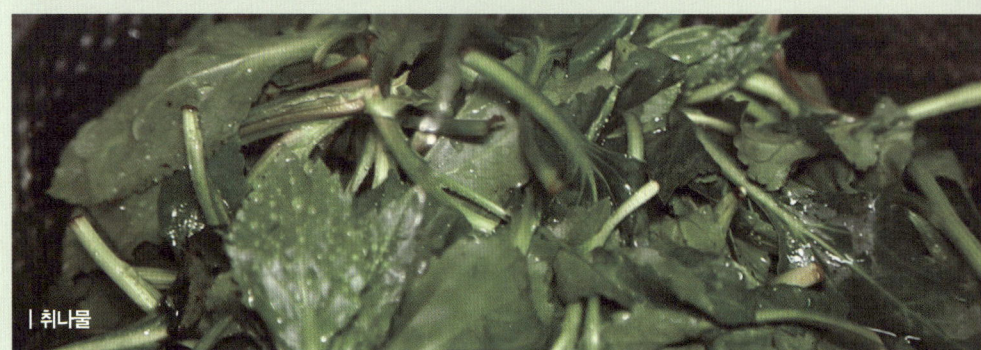
| 취나물

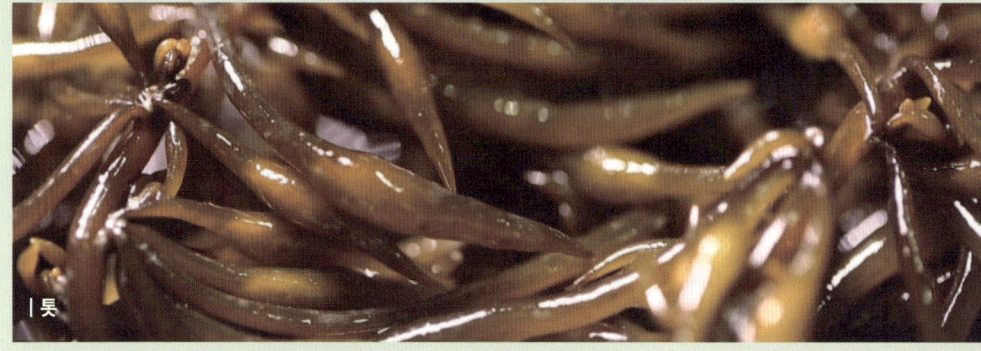
| 톳

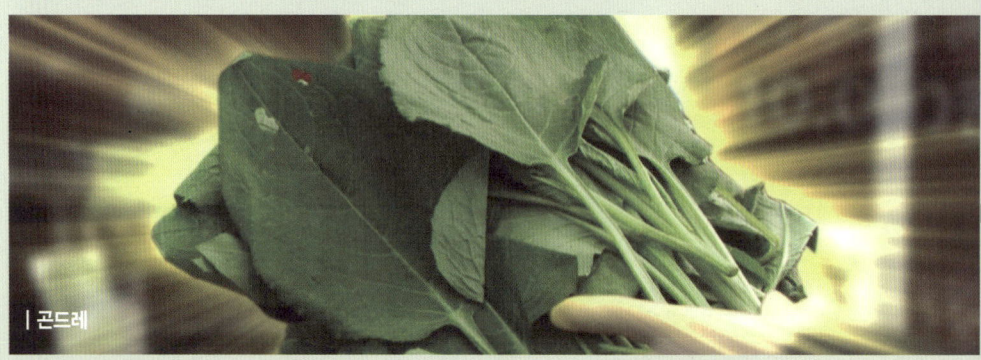
| 곤드레

봄철의 영험한 의사
쑥

1년 건강을 준비하라!

천수밥상의 대표 전문가 배한호 한의사는 봄이 될 때마다 건강에 가장 유념하는 부분이 있다고 한다.

"봄에는 새롭게 신진대사가 높아져서 1년을 준비해야 하는 시기인데요, 그전인 겨울철 3개월 동안 몸속에 노폐물이 많이 쌓여 있습니다. 주로 겨울철에는 땀이 안 나고, 대소변으로만 노폐물을 배출하다 보니까 상대적으로 다른 계절에 비해서 노폐물이 많이 쌓여 있는 거지요. 이럴 때 봄의 제철 식재료를 많이 먹어서 겨울철 쌓여 있

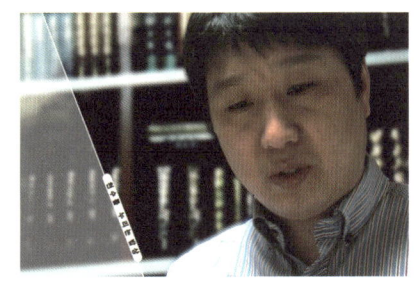

| 배한호 한의사

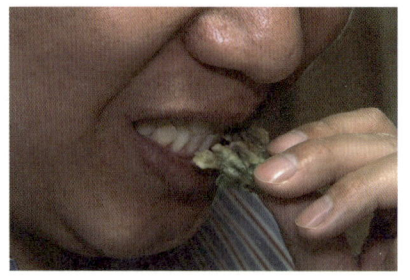 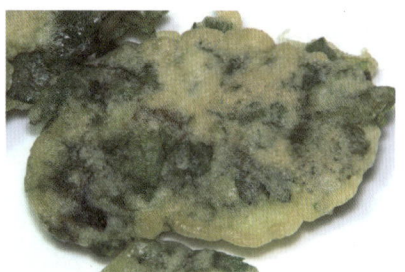

| 배한호 한의사가 틈틈이 먹고 있는 음식

던 몸속의 노폐물들을 충분히 배출해주는 게 중요합니다."

 그렇다면, 배한호 한의사는 겨우내 쌓여 있던 노폐물 배출을 위해 어떤 건강식을 챙기고 있을까?
 잠시 쉬는 사이, 작은 접시에 뭔가를 담아서 들어오는 배한호 한의사. 쉬는 시간을 이용해 틈틈이 섭취하고 있다는 이것. 과연 이 음식의 정체는 무엇일까?

 "제가 봄만 되면 많이 먹는 건데요, 봄 3개월 동안 많이 먹어서 1년 건강을 지키는 저의 중요한 식재료입니다. 이름은 '영애'라고 해요."

 이름도 생소한 '영애'라는 식재료는 과연 무엇일까?

 "봄에 이 영애를 충분히 많이 먹어야 여름, 가을, 겨울, 1년의 건강을 잡을 수가 있는 겁니다."

1년 건강을 잡을 정도로 중요한 식재료라면, 그 가격이 엄청 비쌀 것 같다.

"아닙니다. 매우 싼 식재료에요. 우리나라 산과 강, 들, 어디에나 지천으로 널려 있고요. 가까운 슈퍼나 마트에 가도 매우 싸게 구할 수 있는 식재료입니다."

3월에서 5월. 딱 3개월 동안만 맛볼 수 있다는 영애로 1년 건강을 지킨다는 배한호 한의사. 그 식재료를 알려주겠다며 도착한 곳은 다름 아닌 마트였다. 싱그러운 제철 채소들이 가득한 봄의 마트 안. 하지만 어디에도 영애라는 이름을 가진 식재료는 눈에 띄지 않았다.

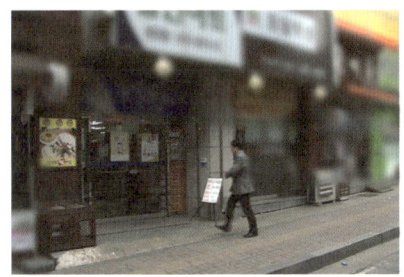
| 마트에 가는 배한호 한의사

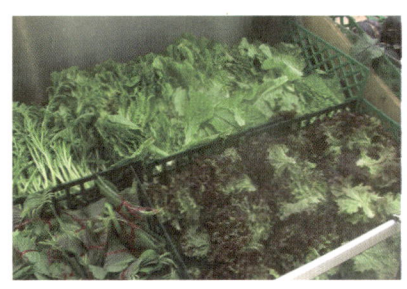
| 진열된 채소

"마트에 분명히 있어요. 힌트를 하나 더 드리자면 단군신화입니다."

단군신화와 관련이 있는 식재료라면, 곰을 사람으로 만들어준 쑥과 마늘, 이 두 가지 중 하나일까?

"맞습니다. 오늘 제가 소개해드릴 식재료는 바로 쑥입니다."

배한호 한의사가 추천하는 천수밥상 재료는 바로 쑥이었다.

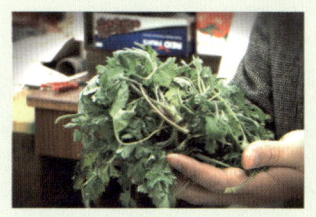

**배한호 한의사가 추천하는
천수밥상의 제철 식재료 첫 번째, 쑥**

쑥은 의초라는 이름으로도 불리는데, 그 효능이 의사 못지않다고 해서 붙여졌다고 한다. 또한, 쑥은 '의원 의(醫)'자가 붙는 유일한 풀 중에 하나. 생명력도 강인한데, 히로시마에 원자폭탄이 투하된 후 폐허의 땅에 가장 먼저 피어난 생명초도 다름 아닌 쑥이었다고 한다.

"쑥을 영애라고 부르는 것은 영험스러울 영(靈)자, 쑥 애(艾)자를 써서 영애라고 하는 건데요, 굉장히 효능이 좋아서 영험스러운 풀이다, 이런 뜻입니다."

쑥은 보통 봄이면 2천 원에서 3천 원 사이에 봉투 한 가득 넉넉하게 구입할 수 있다.

> 궁금해요! **좋은 쑥 고르는 법**

배한호 한의사가 추천하는 약이 되는 봄나물, 쑥. 그렇다면 봄철 건강을 살리고 뛰어난 효능을 품고 있는 쑥은 어떻게 골라야 할까?

"쑥을 구별할 때, 새순처럼 작고 줄기 자체가 가늘고 잎이 여리고 약간 흰빛이 있으면서 보들보들한 쑥이 훨씬 더 좋은 거에요. 상대적으로 많이 자라서 줄기가 길고 굵고, 이파리가 녹색이 이미 완연하면 조금 '쇠었다'라고 표현을 하는데요. 이런 쑥은 약효가 조금 떨어집니다."

비교해보면 확실히 알 수 있는데, 줄기가 연하고 하얀 솜털이 붙어 있는 것이 약효가 좋은 쑥이다.

"냄새를 맡아보는 것도 좋아요. 쑥은 향기가 좋은 것일수록 효능이 좋습니다. 향기의 대표적인 성분이 시네올 성분인데요, 이 시네올 성분이 인체에 들어오면 항염효과, 진통효과 그리고 근육을 이완해주는 등 다양한 효과를 주거든요. 그 효과들이 이 시네올 성분에 들어 있거든요. 그래서 좋은 향이 나는 쑥을 찾아야 되는 겁니다."

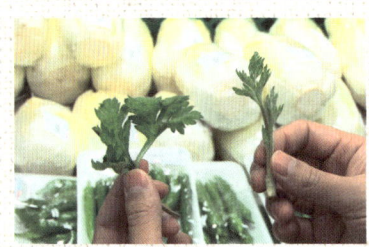 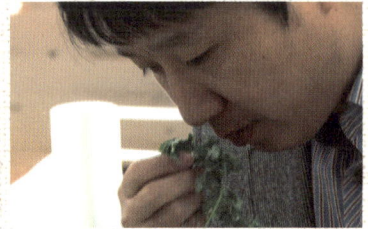

쑥으로 천수밥상 차리기

약효 좋고, 싸고 쉽게 구할 수 있는 쑥. 우리는 보통 된장을 넣고 국을 끓여 먹거나 쑥버무리, 쑥떡, 절편 등을 해서 먹는다. 그렇다면 배한호 한의사는 어떻게 먹을까?

"보통 쑥을 국에 넣어서 먹거나 떡에 조금 넣어서 먹는데요. 저는 간단하면서도 영양은 배로 올려줄 수 있는 좋은 쑥 활용법을 알려드릴게요."

간단하면서도 영양이 배가되는 쑥 활용법이 정말 궁금하다.

먼저, 쑥을 깨끗이 씻는 배한호 한의사. 그런데 물에 식초를 넣어서 씻는다.

"식초가 채소 표면에 붙어 있는 물질들을 흡착해서 밖으로 가지고 나가는 효능이 강하거든요. 그래서 쑥 같은 경우에도 오염물질들이 많이 묻어 있을 수 있어서 식초를 꼭 몇 숟가락 넣고 씻은 다음 사용하고 있습니다."

> ✓ 쑥은 깨끗이 씻어주는 것이 중요한데, 식초를 사용하면 효과적이다.

흔히 도심 속 차가 다니는 길가에서 자라는 쑥을 캐다가 섭취하는 사람들이 있는데, 이는 중금속 및 각종 오염물질을 먹는 것이나 다름없어 주의가 필요하다.

자, 그럼 깨끗이 씻은 쑥으로 배한호 한의사는 어떤 요리를 할까?

1. 쑥무침
쑥을 활용한 봄철 입맛 살리는 밥반찬 첫 번째는 쑥무침이다.

쑥무침은 먼저 쑥을 끓는 물에 살짝 데쳐서 사용한다.

"쑥은 나오는 시기별로 데치는 방법을 다르게 해야 하는데요. 봄철인 3월에 나오는 쑥 같은 경우에는 순이 여리고 가늘어서 뜨거운 물에 살짝 데쳤다가 바로 건지면 되고요. 5월 무렵에 나오는 쑥은 크기가 크고 성기고 섬유질이 질기므로 푹 데쳤다가 건져내는 것이 좋습니다."

물이 팔팔 끓으면 씻어놓은 쑥을 넣고, 바로 건져준다는 느낌으로 살짝만 데친다. 건져낸 쑥은 물기를 꼭 짠 뒤 잠시 식혀서 준비해둔다. 그런 다음, 조선간장과 고춧가루 한 숟가락을 넣고 양념장을 만든다.

"옛날부터 우리 어머님들이 굉장히 지혜롭게 요리를 하셨는데요. 간장의 성질이 차거든요. 그 간장에다가 성질이 더운 고춧가루를 넣어줌으로써 부재료인 양념의 성질을 중화시키는 겁니다. 그래서 누구나 먹기 쉽게 하는 거죠."

데친 쑥에 간장, 고춧가루를 섞은 양념을 넣고 버무려주면, 쑥 특유의 향기가 퍼지면서 봄철 입맛을 살리는 최고의 반찬이 된다고 한다. 그런데 아직 넣을 것이 남아 있다고 한다.

"쑥이 굉장히 질깁니다. 식이섬유가 많아서 그런데요, 그래서 여기에 꼭 특별한 재료 하나가 더 들어가야 합니다. 바로 양파즙입니다."

식이섬유로 인해 다소 질긴 식감을 가진 쑥은 양파즙과 버무려주면 한결 부드러워진다.

"쑥은 식이섬유가 많아서 사실 인체에 들어왔을 때 소화·흡수가 잘 안 되는 편입니다. 그런데 양파는 호총(胡蔥)이라고 해서 모든 주재료의 양기를 상승시켜서 소화·흡수가 잘되도록 하는 효능이 있어요. 원래 양파의 용도는 물론 모든 요리에 소화·흡수를 도와주는 그런 역할을 하고 있습니다."

마지막으로, 고소한 맛을 더해줄 참기름을 넣어주면 맛은 물론 효능까지 높아진다고 한다.

쑥무침 레시피

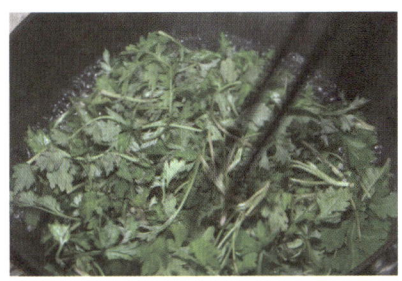

1. 끓는 물에 쑥을 넣는다.

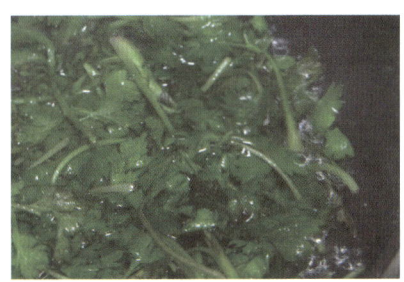

2. 쑥을 살짝 데친다.

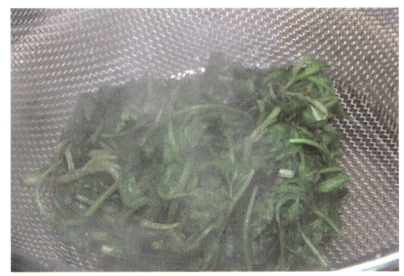

3. 쑥을 건져서 짠다.

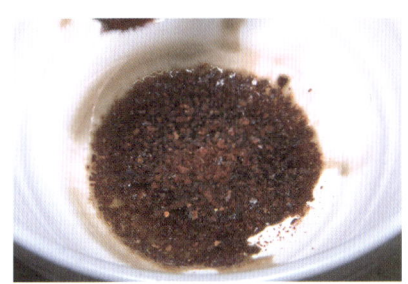

4. 간장과 고춧가루로 양념장을 만든다.

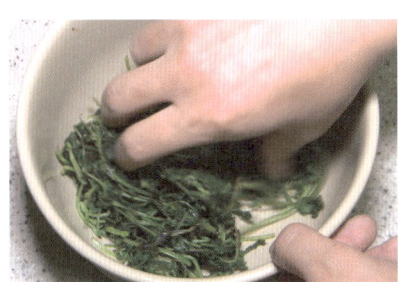

5. 쑥을 양념장에 버무린다.

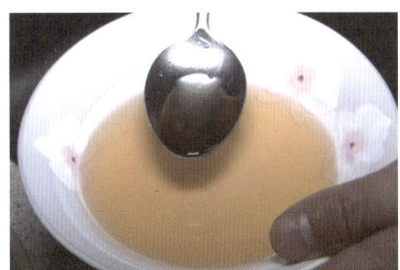

6. 양파즙을 넣는다.

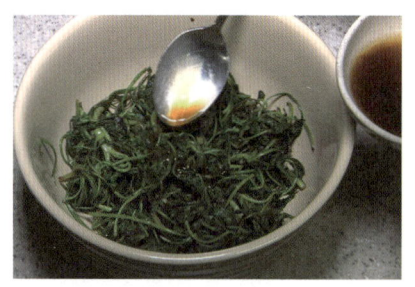
7. 참기름을 넣어 버무린다.

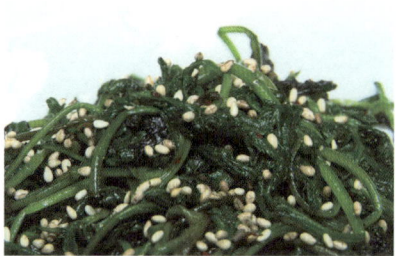
8. 쑥무침 완성

"참깨는 몸에 들어와서 오장육부의 기능을 도와준다고 하거든요. 봄 보양식으로 먹을 때는 참깨로 하시는 것이 기력을 돕는 목적으로는 더욱 좋고요. 들깨 같은 경우는 불포화지방산이 많아서 혈액순환을 촉진하는 목적이 있습니다. 따라서 육류를 많이 드시는 분, 혈압이 있으신 분들이 혈액순환을 촉진하는 목적으로 드실 때는 들깨를 넣어서 드시는 것이 좋겠습니다."

특별한 반찬 없이도 봄 건강을 지킬 수 있는 쑥무침. 향도 좋고 맛도 좋고 건강에도 좋은 일석삼조의 음식이 아닐 수 없다.

2. 홍합 쑥국

배한호 한의사가 제안하는 두 번째 쑥 건강식의 정체는 무엇일까?

"원래 봄나물이 봄 해산물과 굉장히 잘 어울리는데요. 경상도에서도 도다리쑥국이라고 해서 도다리랑 쑥을 많이 이용합니다. 그런데 구하기가 쉽지 않으니까 이 홍합이랑 쑥을 함께 먹으면 봄 해산물과 봄나물이 굉장히 잘 맞는 궁합이 됩니다."

제철 식재료가 만나 영양이 배가된다는 홍합 쑥국. 만드는 방법을 알아보자.

재료는 쑥, 홍합, 다진 마늘, 된장, 조선간장, 건새우다.

먼저 물에 홍합을 넣고 팔팔 끓인 다음, 된장을 한 숟가락 정도 넣은 뒤 5분간 더 끓인다. 그다음 감칠맛을 더해줄 건새우를 넣는

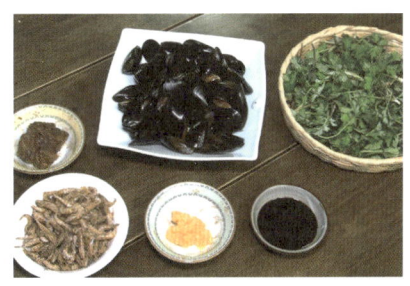

| 홍합 쑥국 재료

데, 재료를 달리하면 질환에 따른 맞춤 건강식이 될 수 있다고 한다.

"한약 효력으로는 이 하(蝦)인 새우가 들어가면 명치끝이 답답하거나 소화가 안 될 때 뚫어주는 효력이 더 생기게 됩니다. 그리고 마른 새우 대신 표고버섯을 많이 넣기도 하는데요, 표고버섯을 넣으면 여성분들에게 더욱 좋습니다. 이건 오줌소태라든지 방광염을 개선해주는 작용을 하기 때문입니다. 반면, 새우를 넣을 때는 남성분들에게 더 좋습니다. 명치끝의 답답함을 풀어주면서 숙취 해소나 남성분들의 지방간을 개선

해주는 효능이 있기 때문입니다."

그런데, 배한호 한의사가 조금 전에 넣은 된장을 또 넣는다. 이유가 있는 걸까?

"된장을 마지막에 한 번 더 넣어주는 겁니다. 원래 이렇게 된장찌개나 탕을 끓일 때는 된장을 세 번에 걸쳐 나누어 넣어주는 게 좋은데요, 된장에 들어 있는 미생물이 약 70도 이상이 되면 다 죽게 됩니다. 앞에 들어갔던 된장은 국, 탕의 풍미를 좋아지게 하는 효능이 있고 마지막에 넣는 된장은 된장 자체의 효과를 높여주려고 하는 겁니다."

된장 속 유익균인 바실러스균은 열에 약하기 때문에 여러 번에 나누어서 넣는 것이 좋다는 것이다. 마지막으로 쑥을 넣고 뚜껑을 닫더니, 이내 불까지 꺼버린다. 벌써 다 끓인 걸까?

"이렇게 하는 것이 마지막에 들어간 된장의 미생물을 그대로 먹는 방법이기도 하고, 쑥을 오래 끓이게 되면 향이 다 날아가서 쑥의 효능이 떨어지거든요. 그래서 여기에 쑥을 그대로 넣고 쑥 향이 밖으로 빠져나가지 않도록 뚜껑을 덮어서 이 상태로 2~3분 둔 후 휘휘 저어서 떠 먹으면 됩니다."

쑥의 향기에 모든 영양이 있다 해도 과언이 아닐 만큼 향을 그대로 유지하는 것이 홍합 쑥국의 핵심이라고 한다.

홍합 쑥국 레시피

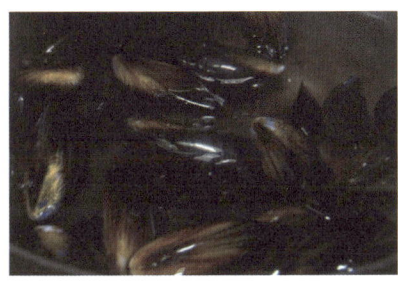

1. 물에 홍합을 넣고 끓인다.

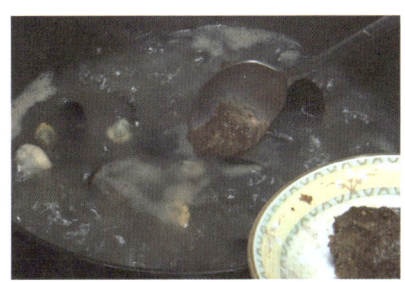

2. 된장을 넣는다.

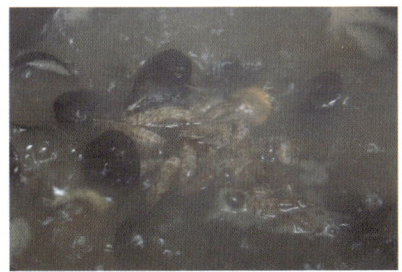

3. 새우를 넣는다.

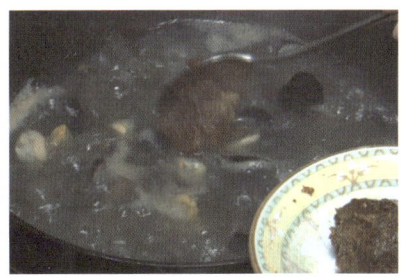

4. 된장을 한 번 더 넣는다.

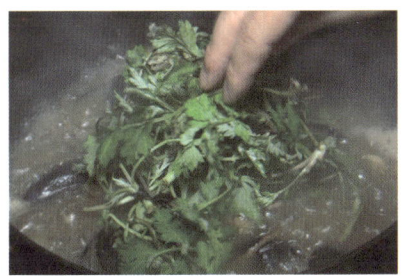

5. 쑥을 넣는다.

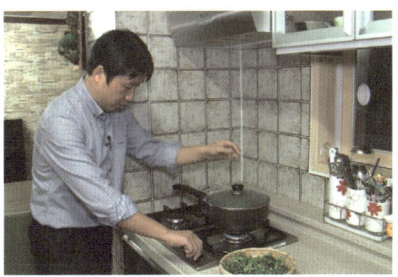

6. 뚜껑을 닫고 불을 끈다.

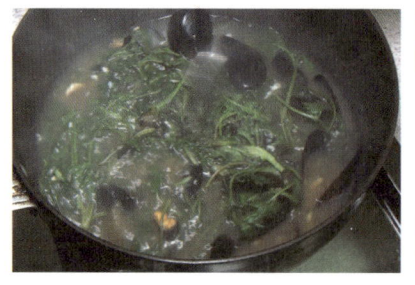 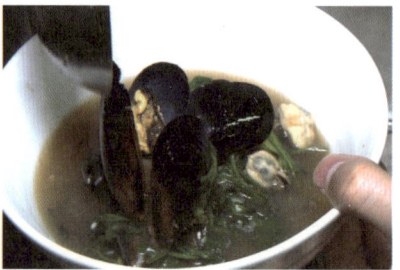

7. 2~3분 후 뚜껑을 열어 휘휘 젓는다.   8. 홍합 쑥국 완성

배한호 한의사는 항상 제철 식재료를 효과적으로 섭취하는 것만으로도 한 해 건강을 바로잡을 수 있는 비법이 된다고 한다.

"상대적으로 겨울에는 살이 찌고 노폐물이 많이 쌓이니까 봄에 겨우내 쌓였던 노폐물을 배출해줘야 합니다. 그래서 식이섬유가 많은 이파리 류를 먹는 것이 좋습니다. 실제로 과학적으로도 이파리가 많은 식품이 간의 신진대사를 활성화한다고 하고, 간의 신진대사가 활발해지면 대소변으로 보다 많은 노폐물들이 빠져나가니까 1년 동안 건강해질 수 있는 기반이 봄철에 완성되는 겁니다."

초간단 봄 보양식인 쑥무침과 홍합 쑥국은 손이 많이 가지 않고도 한 해 건강을 책임지는 건강한 밥상을 차리게 한다.

> 한눈에 보는 레시피

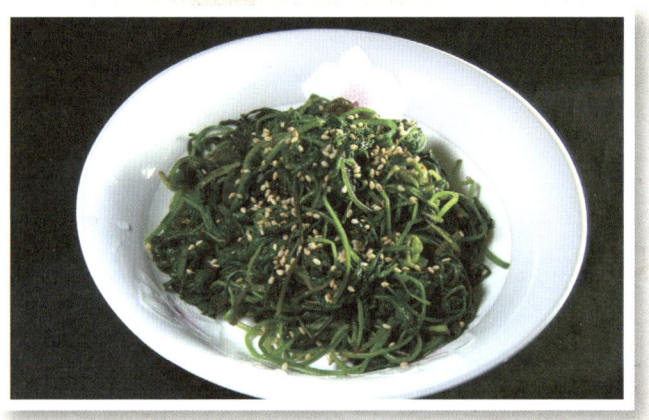

쑥무침

재료

쑥 1단, 고춧가루 1/2순가락, 조선간장 1~2순가락, 양파즙 1순가락, 참기름·참깨 약간씩

만드는 법

1. 쑥을 식초를 넣은 물에 담가 이물질을 제거한 뒤 바로 건져낸다.
2. 끓는 물에 데친 후 고춧가루, 간장, 양파즙, 참기름을 넣어 만든 양념에 무친다.
3. 마지막으로 참깨를 뿌려준다.

한눈에 보는 레시피

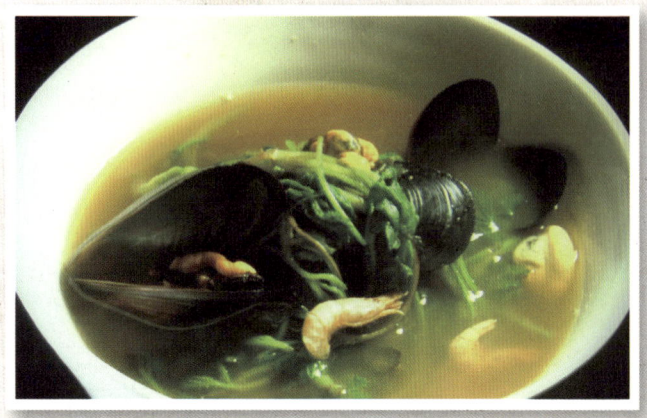

🍲 홍합 쑥국

재료

쑥 1줌, 홍합 2줌, 된장 1숟가락, 다진 마늘 1/2숟가락, 조선간장 약간, 건새우 약간

만드는 법

1. 물에 홍합을 넣고 팔팔 끓인다.
2. 끓인 홍합에 된장, 다진 마늘, 조선간장, 건새우를 넣고 끓인다.
3. 된장을 한 번 더 넣는다.
4. 쑥을 넣은 후 바로 뚜껑을 닫고 불을 끈다.
5. 2~3분간 그대로 둔 후 휘휘 저어준다.

칼륨 함량이 가장 높은 봄나물
취나물

칼륨으로 생활습관병을 이겨라!

"요즘 문제가 되는 것이 생활습관병인데요, 협심증, 심근경색 그리고 고혈압, 당뇨병 같은 이런 생활습관병들을 예방하고 치료하는 데 도움

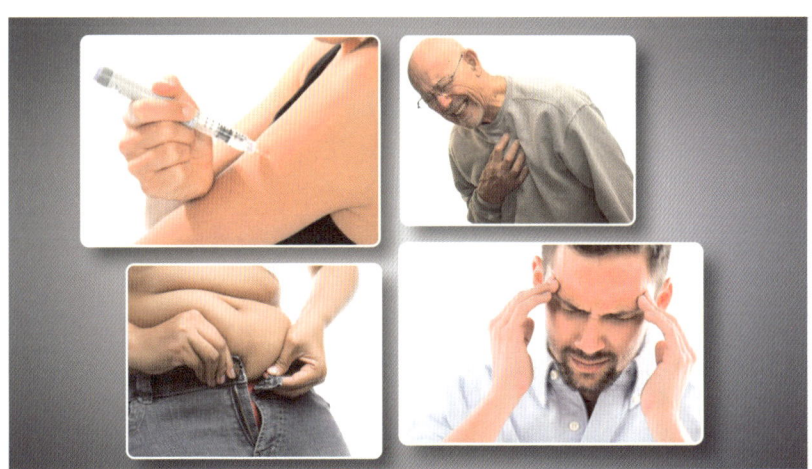

| 생활습관병들

을 주는 게 이 제철나물인 봄나물이에요."

불균형적인 식사와 운동 부족 등의 잘못된 생활습관이 반복되면서 나타날 수 있는 생활습관병. 그로 인해 현대인들의 건강이 위협을 받고 있다. 그런데 이 생활습관병을 고칠 수 있는 봄철 나물이 있다고 한다.

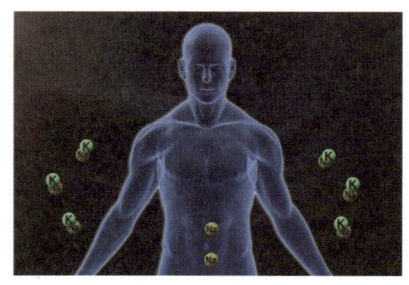
| 칼륨이 체내 나트륨을 배출해준다.

"동맥경화증이라든지 고혈압, 심근경색, 협심증 같은 이 질환들이 체내에 염분이 많이 생겨서 일어난다고 보는데요. 이 칼륨이 많은 식품은 체내에 들어와서 나트륨을 충분히 배출해주기 때문에 몸에 부기도 가라앉혀주면서 혈액순환을 촉진해주는 효과가 있어요. 그래서 저는 봄철 제철나물로 칼륨이 풍부한 동풍채를 추천해드립니다."

봄나물, 동풍채에 들어 있는 풍부한 칼륨은 체내의 나트륨을 몸 밖으로 배출하도록 도와 혈압을 낮추는 역할을 한다고 한다. 그런데 이 나물의 이름이 매우 낯설다. 과연 현대인의 고질병을 막는 동풍채는 어떤 나물일까.

"달래 같은 경우에는 흔히 소산이라고 해서 '작은 마늘'이라고 불리고요, 칼륨 함량이 100g당 359mg 정도가 됩니다. 씀바귀 같은 경우에는 고채라고 해서 칼륨 함량이 100g당 440mg 정도가 됩니다. 냉이, 달래, 씀바귀도 칼륨 함량이 높은 봄철 제철음식이지만 이 3가지보다 칼륨 함량이 훨씬 더 높은 제철 채소가 동풍채입니다."

봄나물 삼총사보다 칼륨 함량이 더 높다는 동풍채. 그 정체가 더욱 궁금해진다.

"이 동풍채가 이름은 낯설지만 사실은 향이 우리에게 굉장히 익숙합니다. 비빔밥 먹을 때 '이게 비빔밥이구나' 하고 알 수 있는 비빔밥 특유의 향이 있거든요. 그게 동풍채 향입니다."

비빔밥의 향을 좌우한다는 동풍채. 우리는 예로부터 정월대보름에 건강을 기원하며 다양한 나물들을 먹는데, 이 중에서도 동풍채는 향이 독특하고 강해 우리의 식욕을 자극하는 나물이라고 한다.

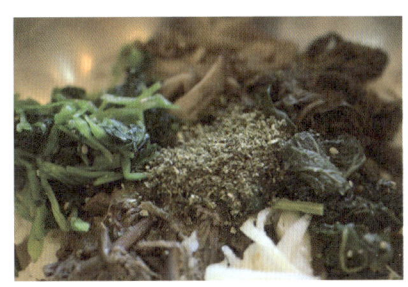

| 정월대보름의 나물

"향을 맡아보면 굉장히 익숙한 향기가 나요. 모든 비빔밥에 들어가는 향입니다. 이 향이 좋은 동풍채가 바로 칼륨이 풍부한 취나물입니다."

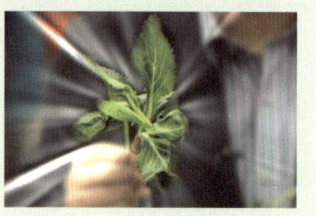

**배한호 한의사가 추천하는
천수밥상의 제철 식재료 두 번째, 취나물**

동풍채는 봄이 오기 전 그 싹을 틔워 농부에게 봄을 알리는 전령사 역할을 한다 하여 붙여진 이름이다. 겨우내 몸을 움츠리고 싹을 틔운 만큼 그 안에 맛과 향은 물론 영양도 가득 품고 있다고 한다.

"취나물은 100g당 칼륨 함량이 469mg 정도가 됩니다. 봄철 나물 중에서 칼륨 함량이 가장 높은데요, 봄철 춘곤증이 있으면서 팔다리에 힘이 없을 때 칼륨 함량이 높은 취나물을 먹어야 식욕도 증진되고 기력도 좋아지게 되는 겁니다. 취나물을 봄철에 많이 먹으면 이 취나물 속 칼륨이 몸속의 나트륨을 몰아내줌으로써 생활습관병을 예방할 수 있는데요, 특히 고혈압 환자분들에게도 좋은 나물이 되겠습니다."

100g당 칼륨 함량 비교
취나물(참취) 469mg / 씀바귀 440mg / 달래 359mg / 냉이 351mg

취나물은 봄을 알리는 대표 나물들 중 칼륨 함량이 월등히 높아 제철인 봄에 먹으면 더없이 좋은 식품이라고 한다.

제철을 맞은 취나물은 한 바구니에 3천 원 정도 한다. 단돈 3천 원에 건강밥상을 한 상 차릴 수 있는 것이다.

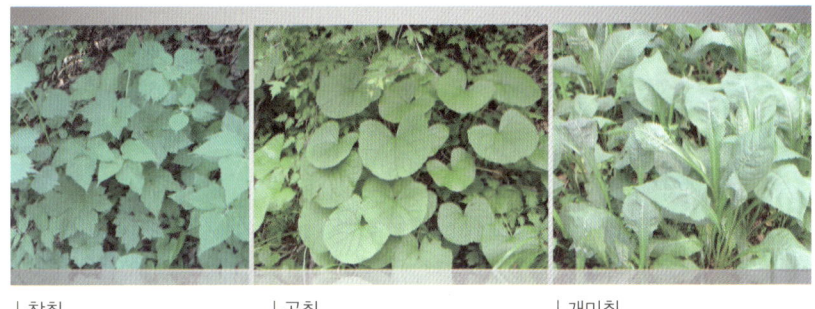

| 참취　　　　　| 곰취　　　　　　　| 개미취

"취나물에는 종류가 많이 있는데요, 우리가 많이 쓰는 것은 참취 그리고 곰취, 개미취 등 다양한 종류가 있습니다."

한의학에서는 취나물의 종류에 따라 그 효능을 다르게 보는데, 우리가 흔히 먹는 참취는 해독작용이 뛰어나 머리를 맑게 한다. 그리고 곰취

> **궁금해요!** 신선한 취나물 고르기
>
> 맛과 향, 영양이 높은 신선한 취나물은 어떻게 고르면 될까?
> "전체적으로, 이파리를 봤을 때 너무 진하지 않고 새순이 많은 게 좋아요. 데칠 때 새순이 많은 부분은 살짝만 데치더라도 식감이 좋고 먹기가 좋거든요. 그리고 색깔이 진해질수록 조금 질긴 편이거든요. 그래서 나물로 무쳐 먹을 때는 색깔이 조금 연하면서도 선명한 걸 고르는 것이 조금 더 좋습니다."

는 혈액순환을 돕고, 개미취는 폐 건강에 좋아 미세먼지가 많은 봄에 달여 먹으면 좋다.

취나물로 천수밥상 차리기

저렴하게 구입한 취나물, 먹기 전 손질법도 중요하다. 우선, 새순을 주로 먹는 취나물은 흐르는 물에 깨끗이 씻어주어야 한다.

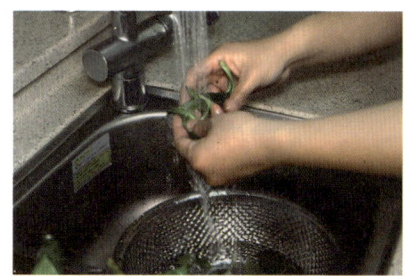

| 취나물을 씻는 모습

> ✓ 물로 깨끗이 씻은 다음 식초물에 취나물을 잠시 담가두어 나쁜 균과 불순물을 제거해준다.

봄나물은 약간의 독성을 갖고 있으므로 살짝 데쳐 먹는 것이 좋다. 그런데 삶는 과정에서 생활습관병의 원인이라는 나트륨, 소금을 한 줌 넣는 모습을 볼 수 있었다.

"한의학적으로 볼 때 봄철 나물들이 좀 쓴 편인데요, 소금을 넣으면 '쓴맛을 억제해준다'고 해서 봄철 나물들이 너무 쓰지 않도록 잡아주는

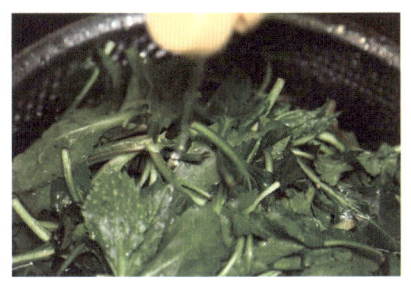
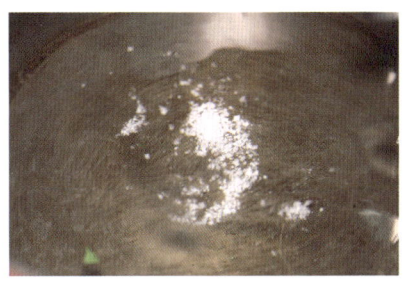

| 식초 넣은 물에 취나물을 씻는 모습 | 소금을 넣는 모습

거에요. 또 두 번째로는 연화작용이라고 해서 나물이 질기면 소금물이 그걸 조금 더 부드럽게 해주는 작용을 합니다."

또한 소금물에 취나물을 데치면 색도 선명해지고 비타민C 파괴도 막는다고 한다.

끓는 물에 취나물을 10초 정도 담갔다가 바로 건져내서 찬물에 헹군 다음 손으로 꼭 짜서 물기를 제거한다. 데친 취나물을 먹기 좋게 자른 다음 된장을 넣고 버무린다. 된장은 취나물의 쓴맛을 줄여주고 향을 더욱 돋우어주는 식재료라고 한다. 그렇다면 된장에 버무리는 게 무침요리의 끝일까?

"아닙니다. 이건 보관 목적으로 이렇게 하는 거에요. 재래식 된장으로 할 때는 취나물 양의 1/3 정도로 넣고, 슈퍼에서 사는 된장으로 할 때는 취나물과 된장을 2:1 비율로 하는 게 좋아요. 이렇게 버무린 다음에 적당량을 나눠서 냉동실에 보관했다가 나중에 무침을 하거나 찌개를 할 때 그대로 쓰면 됩니다."

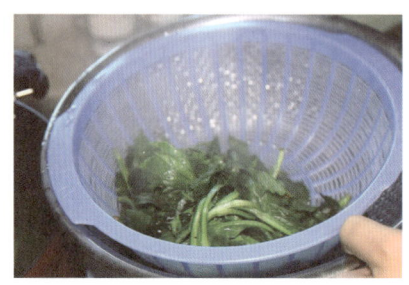

1. 취나물을 데친다.

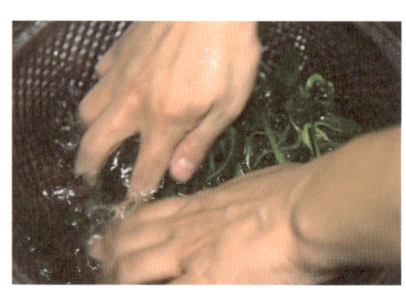

2. 찬물에 헹군 후 물기를 꼭 짠다.

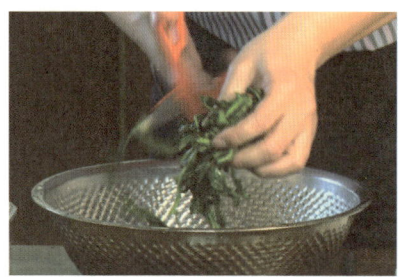

3. 취나물을 자른다.

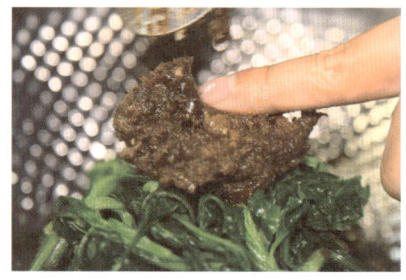

4. 된장을 넣는다.

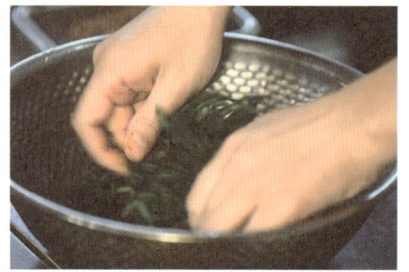

5. 취나물과 된장을 고루 무친다.

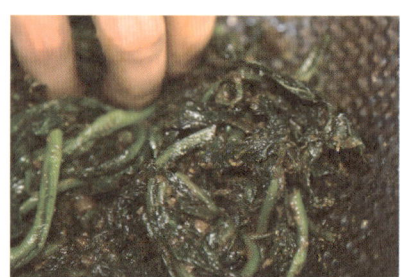

6. 취나물 된장무침 완성

취나물에 된장을 넣고 골고루 양념이 배도록 조물조물 무친 다음 먹을 분량만큼 비닐봉지에 담아서 냉동 보관하면 된다.

데친 취나물은 바람이 잘 통하는 볕에 2~3일 정도, 건조기에는 4~5시간 말린 다음, 필요할 때마다 물에 불려서 나물로 무쳐 먹으면 좋다.

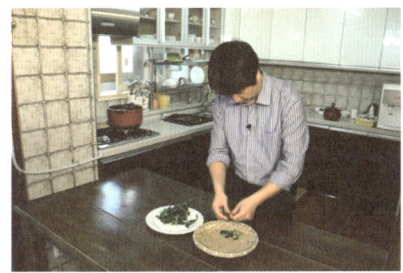
| 데친 취나물을 채반에 너는 모습

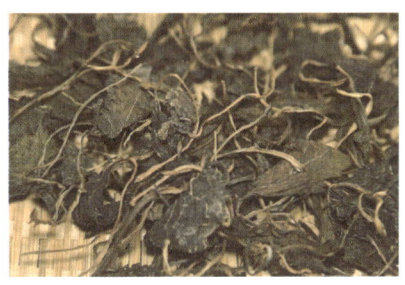
| 말린 취나물

또한, 잘 말린 취나물을 믹서에 곱게 갈아서 양념통에 보관해두면 음식의 맛을 살리는 천연 양념으로도 손색이 없다.

"이렇게 믹서에 넣고 갈아서 보관을 해두면 천연 양념이나 천연 조미료로 다양하게 활용할 수 있습니다. 된장찌개에 조금 뿌려 넣어도 취나물 향기가 나는 된장찌개가 되고 고등어 요리 같은 데 뿌려도 되고요. 밥을 할 때도 조금 넣어서 먹으면 취나물 향기가 나는 취나물 밥이 되는 겁니다."

믹서에 곱게 갈아서 체에 한 번 내려준 후, 한 번 더 갈면 그 향이 더 짙어진다고 한다. 그러나 오래 두면 그 향이 사라지므로 1~2주 정도 먹을 분량만큼만 갈아둔다.

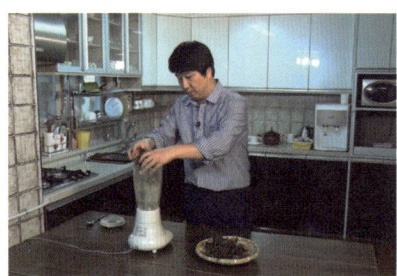

1. 믹서에 말린 취나물을 넣는다.

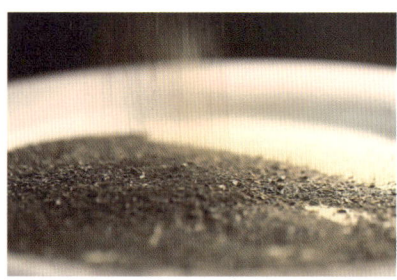

2. 가루로 곱게 간다.

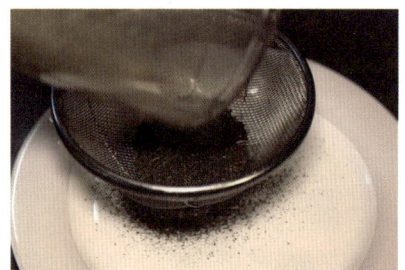

3. 체에 거른 뒤 한 번 더 간다.

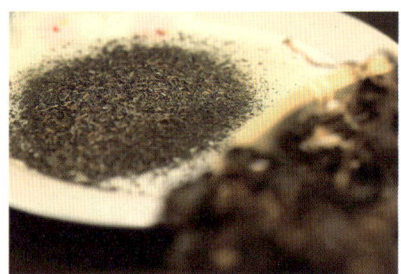

4. 취나물 천연 양념 완성

1. 취나물 콩비지밥

천수밥상을 차리기 위해 데친 취나물과 불린 콩을 가져오는 배한호 한의사. 그가 소개할 음식은 무엇일까.

"단백질, 지방, 탄수화물, 무기질, 비타민 같은 5대 영양소가 풍부한 취나물 콩비지밥이 되겠습니다."

5대 영양소가 골고루 들어간 봄 보양식, 취나물 콩비지밥.

데친 취나물, 쌀 그리고 하루 정도 불린 콩을 준비한다.

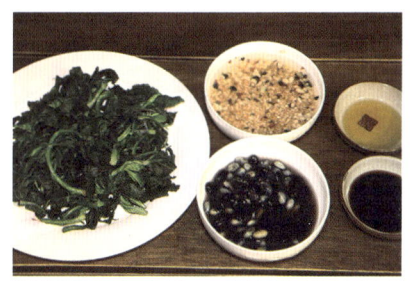

| 취나물 콩비지밥 재료

"보통 밥에 취나물을 넣어서 먹을 때는 그냥 밥의 향을 높이는 효과가 있는데요. 그렇게 먹게 되면 단백질이 부족할 수 있습니다. 단백질이 부족해지기 쉬운 어르신들의 경우 콩을 이용해서 취나물 콩비지밥을 하게 되면 더욱 몸에 영양이 풍부한 밥이 되겠습니다."

깨끗이 씻은 쌀을 냄비에 담고 쌀과 동량의 물을 부어 센불에서 팔팔 끓인다. 밥이 끓는 동안 하루 정도 불린 검은콩을 믹서에 넣고 곱게 간다. 더 간편하게 먹고 싶다면 콩비지나 두부를 으깨서 준비하면 된다.

　밥물이 끓기 시작하면 불을 중불로 줄이고 미리 곱게 간 콩비지를 넣고 저어준다. 그리고 뚜껑을 덮어서 약불로 10~15분 정도 더 끓인다.

　밥이 끓는 동안 데친 취나물을 듬성듬성 썬 다음 간장과 들기름으로 밑간을 하여 조물조물 무친다. 향이 강한 취나물엔 들기름이 좋다. 그 향을 더욱 살려주기 때문이다. 밥이 다 되면 밑간을 한 취나물을 밥 위에 살짝 얹어서 1~2분 정도 뜸을 들이면 된다.

취나물 콩비지밥 레시피

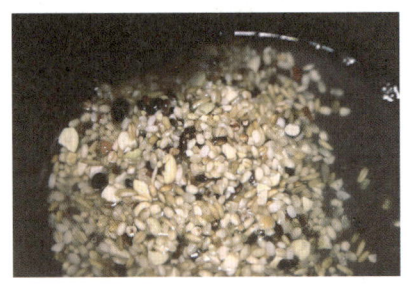

1. 냄비에 동량의 쌀과 물을 넣는다.

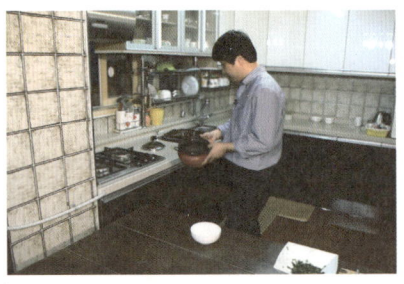

2. 가스레인지에 올린다.

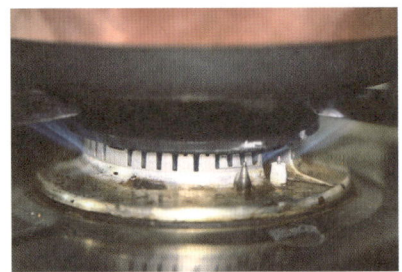

3. 센불에 끓인다.

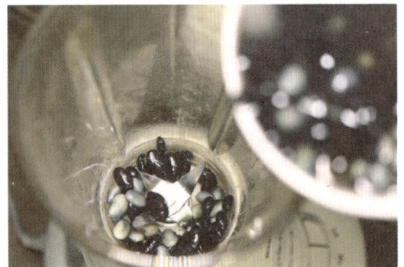

4. 콩을 믹서에 넣는다.

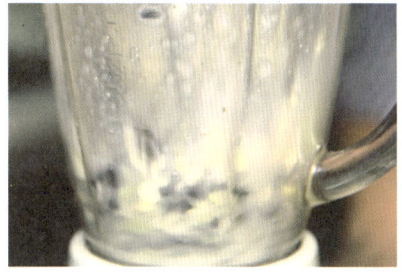

5. 콩을 곱게 간다.

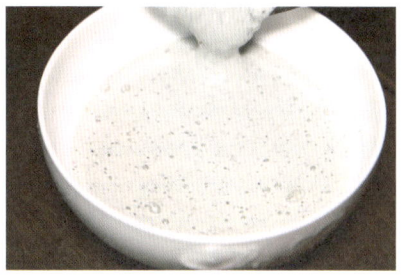

6. 콩비지 완성

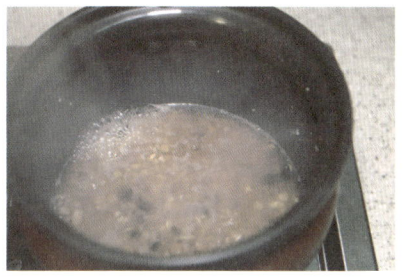

7. 밥이 끓으면 뚜껑을 연다.

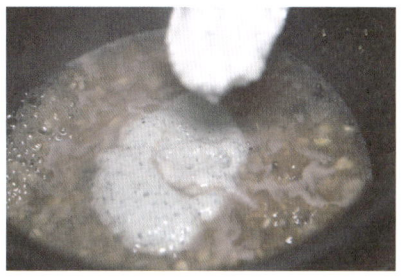

8. 콩비지를 넣어서 섞는다.

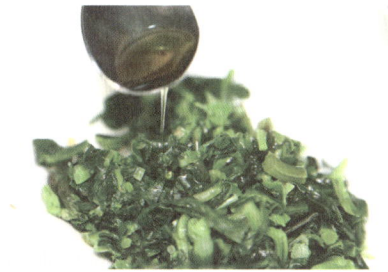

9. 취나물을 간장과 들기름으로 밑간한다.

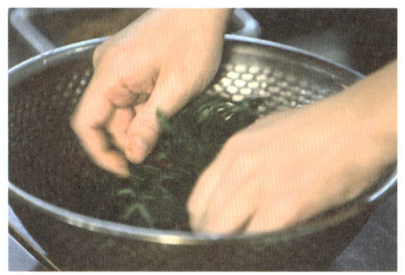

10. 고루 무친다.

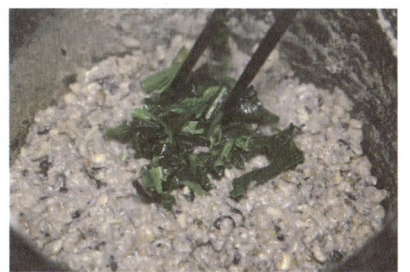

11. 뜸을 들일 때 밥에 취나물을 얹는다.

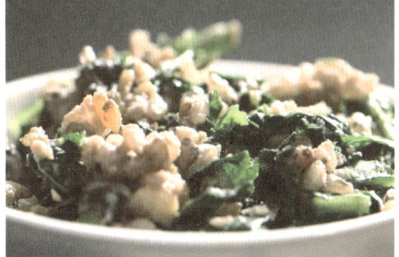

12. 취나물 콩비지밥 완성

"취나물에는 향이 있는데요, 처음부터 밥을 할 때 넣게 되면 이 향이 끓는 과정에서 다 날아가버립니다. 그리고 취나물에 들어 있는 열에 약한 비타민이라든지 효소 같은 것도 대부분 파괴가 되거든요. 그래서 뜸을 들일 때, 마지막 2~3분 정도를 남겨두었을 때 취나물을 넣고 뜸을 들이면 취나물도 어느 정도 익고 그 향과 풍미 그리고 비타민을 비롯한 열에 약한 영양소들을 그대로 간직했다가 먹을 수가 있는 겁니다."

밥 하나에 모든 영양소가 골고루 다 들어간 취나물 콩비지밥. 간장과 고춧가루 그리고 통깨를 넣은 양념장에 취나물 콩비지밥을 함께 먹으면 잃은 입맛도 다시 살아난다고 한다. 취나물에는 칼륨뿐만 아니라 식이섬유도 풍부해 당뇨병이 있는 경우에도 부담 없이 먹을 수 있다고 한다.

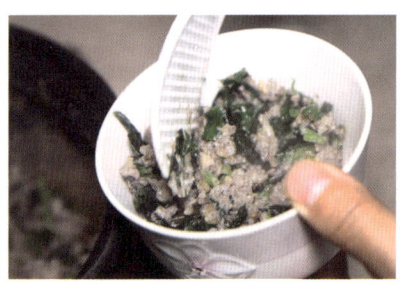 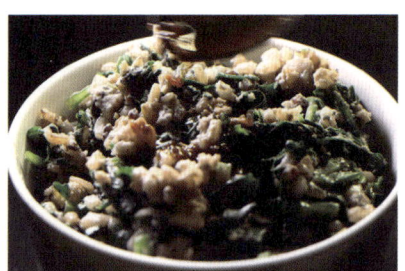

| 취나물 콩비지밥에 간장양념을 하는 모습

2. 취나물 고등어조림

칼륨이 풍부한 취나물과 찰떡궁합인 식재료가 바로 등푸른생선인 고등어라고 한다.

"취나물 고등어조림을 할 겁니다. 우리가 보통 고등어조림을 하면 무를 깔고 하는데요, 무 대신에 취나물을 넣고 하면 훨씬 풍미가 좋고 고등어 비린내도 없애주어 식욕을 돋우는 봄철 보양식이 됩니다."

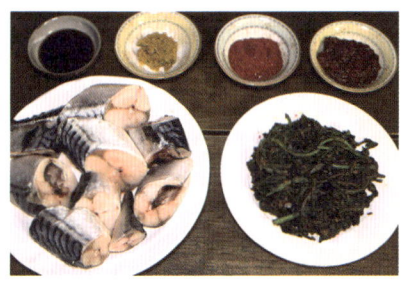

| 취나물 고등어조림 재료

된장에 버무려 보관한 취나물과 고등어를 준비하고, 양념으로는 고추장과 고춧가루, 다진 마늘, 매실청 그리고 취나물가루를 준비한다.

된장에 버무려 냉동 보관한 취나물을 녹인 후에 고추장과 고춧가루, 다진 마늘 그리고 매실청 약간을 넣고 양념한다. 칼칼한 맛을 더 내고 싶다면 청양고추를 더해도 좋다. 조림을 할 때 무를 깔듯이 밑간한 취나물을 냄비에 깔고 손질한 고등어를 그 위에 올리면 된다. 그리고 약간의 물을 부어주는데, 이때 쌀뜨물을 사용하면 생선 비린내를 잡아준다고 한다.

"취나물은 칼륨 함량이 높아서 체내의 나트륨을 배출해줌으로써 혈압을 강하하는 효과가 있는데요. 마찬가지로 고등어 같은 경우에도 오메가3 불포화지방산이 많기 때문에 동맥경화를 개선해주는 작용이 있습니다. 따라서 둘이 만나게 되면 더할 나위 없이 혈압 환자들에게 좋은 봄철 요리가 되는 겁니다."

마지막으로 천연 양념인 취나물가루를 솔솔 뿌리면 고등어 비린내를 잡아줄 뿐 아니라 취나물의 풍미를 더욱 살릴 수 있다.
이렇게 해서 센불에 팔팔 끓여주면 혈압을 잡아주는 취나물 고등어조림이 완성된다.

취나물 고등어조림 레시피

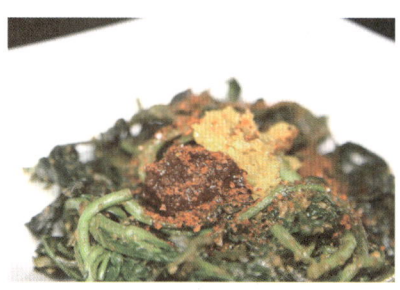

1. 된장에 버무려 보관한 취나물에 양념을 한다.

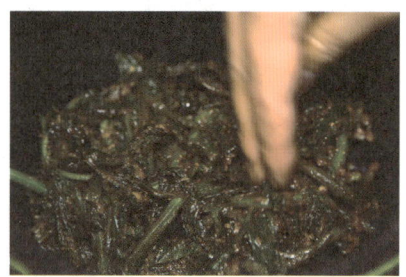

2. 냄비 바닥에 취나물을 깐다.

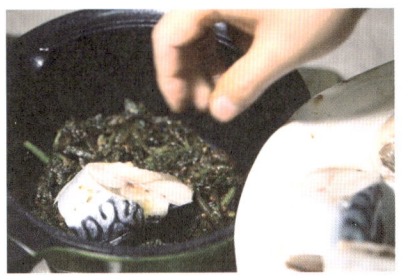
3. 고등어를 얹는다.

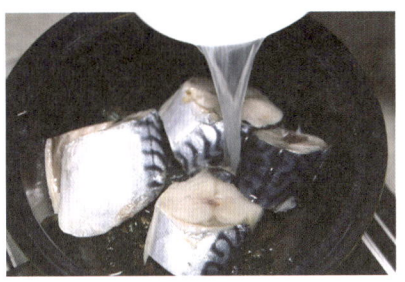
4. 쌀뜨물을 붓는다.

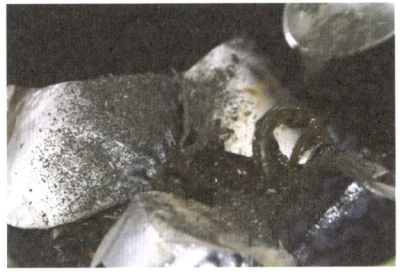
5. 취나물가루를 뿌린다.

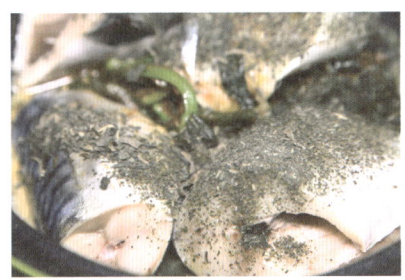
6. 팔팔 끓인다.

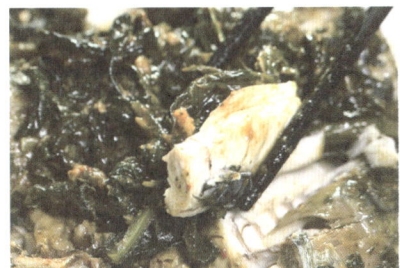
7. 취나물 고등어조림 완성

봄나물의 향은 물론 당뇨병, 고혈압 환자들도 맛있게 즐길 수 있는 취나물 콩비지밥과 취나물 고등어조림. 그러나 주의해야 할 사람도 있다고 한다.

"칼륨이 많은 봄철 식품 중에서 취나물 같은 경우에는 만성 신부전 환자분들이나 심장이 안 좋은 심부전 환자분들은 칼륨이 신장으로 배설이 잘 안 되면서 생기는 고칼륨 혈증으로 인해 급성 심정지가 올 수 있습니다. 따라서 만성 신부전이 있거나 심장이 안 좋은 분들은 이 칼륨이 많은 식품을 비교적 적게 먹어야 합니다."

한눈에 보는 레시피

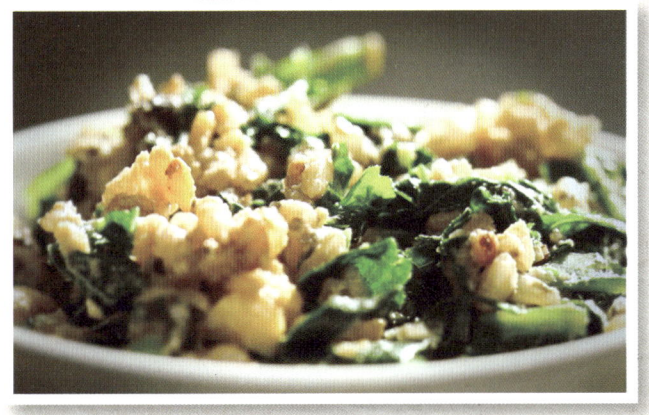

🥣 취나물 콩비지밥

재료

데친 취나물 100g, 불린 콩 1/2컵, 쌀 1컵, 간장·들기름 약간씩

만드는 법

1. 불린 쌀과 같은 양의 물을 넣고 센불에 팔팔 끓인다.
2. 불린 콩을 믹서에 넣고 곱게 간다.
3. 밥이 끓기 시작하면 중불로 줄이고 콩비지를 넣고 저어준다.
4. 뚜껑을 덮고 약불에서 10분 정도 더 끓인다.
5. 데친 취나물을 잘게 썬 후 간장, 들기름을 넣고 밑간을 한다.
6. 밑간을 한 취나물을 밥 위에 올려 2분 정도 뜸을 들인다.

한눈에 보는 레시피

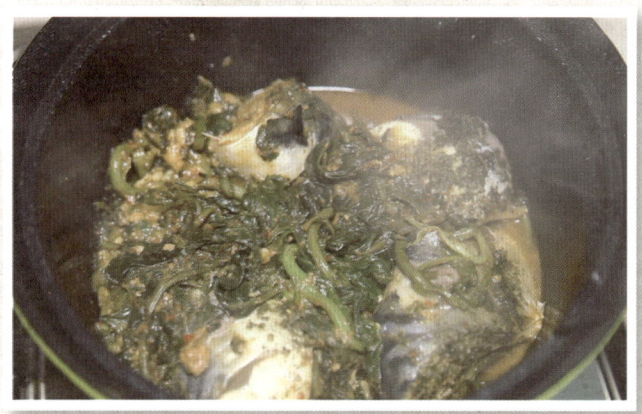

취나물 고등어조림

재료

된장에 버무린 취나물 150g, 고등어 5조각, 고추장 1/2숟가락, 고춧가루·다진 마늘·매실청 약간씩, 취나물가루 1/2숟가락, 쌀뜨물 2컵

만드는 법

1. 된장에 버무려 냉동 보관 중인 취나물을 녹인다.
2. 고추장, 고춧가루, 다진 마늘, 매실청을 넣고 양념한다.
3. 밑간한 취나물을 냄비에 깐다.
4. 손질한 고등어를 취나물 위에 올리고 물(또는 쌀뜨물)을 붓는다.
5. 취나물가루를 뿌려 센불에 팔팔 끓인다.

봄 바다의 철분을 가득 머금은
톳

철분으로 피로를 극복하자!

노곤한 봄날에 활력을 심어줄 천수밥상의 제철 식재료, 이번엔 무엇일까?

휴일에도 쉴 여유가 없는 배한호 한의사에게는 틈틈이 건강을 챙기는 노하우가 있다고 한다.

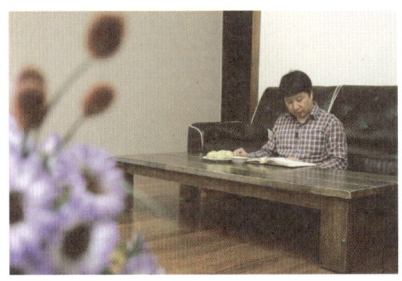
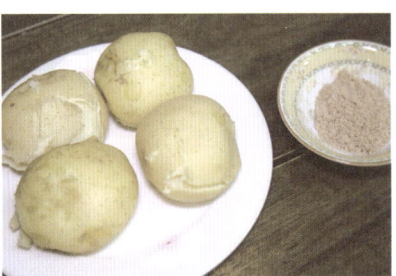

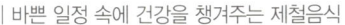
| 바쁜 일정 속에 건강을 챙겨주는 제철음식

"오늘 제가 소개해드릴 천수밥상 식재료를 먹고 있습니다."

그가 먹고 있는 것은 바로 감자?

"감자는 여름철 제철음식이고요. 제가 건강식으로 챙겨 먹는 건 감자가 아니라 소금입니다."

소금으로 봄철 건강을 지킬 수 있다니 그 비법이 궁금하다.

| 소금

얼핏 흑설탕 같기도 한 갈색 빛깔의 소금이 특이해 보인다.

"네, 특이한 소금이 맞습니다. 봄철에는 스트레스도 많고 피로하기 때문에 미네랄이 결핍되기 쉬운데요, 봄철에 흔히 철분의 왕이라고 불리는, 철분이 풍부한 해조류로 만든 소금입니다."

봄 바다의 철분 왕으로 만들었다는 소금. 그렇다면 봄철에 철분이 부족하면 어떤 증상이 나타날까?

"보통 철분이 부족할 때 나타나는 대표적인 증상은 어지럼증이고요,

두 번째는 피곤함입니다. 그래서 세 번째로 무기력한 증상들이 오게 되죠. 그럴 때 오늘 소개해드리는 해조류를 충분히 먹으면 철분이 부족해지기 쉬운 봄철에 미리 건강을 챙길 수 있는 좋은 방법이 되겠습니다."

봄 바다에서 난다는 천연 철분제를 찾아 인근의 한 재래시장을 찾은 배한호 한의사. 철분 소금의 재료는 과연 어디에 있을까?

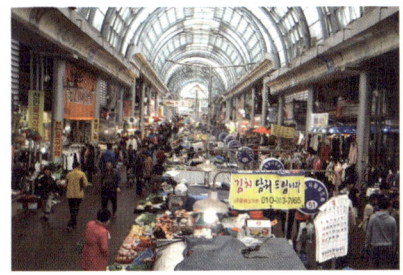 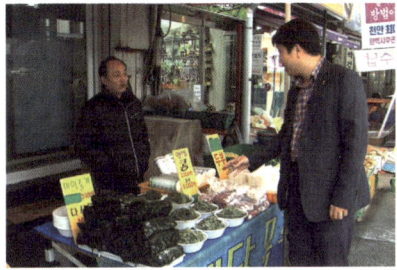

| 재래시장의 한 해조류 상점을 찾은 배한호 한의사

"여기에 철분이 가득한 해조류가 많이 있네요. 미역이랑 다시마가 나와 있는데요, 이게 철분이 많아요. 철분덩어리에요, 철분덩어리. 미역과 다시마는 대표적으로 미네랄, 무기질이 많기 때문에 몸에 들어와서 철분을 비롯한 칼슘을 충분히 공급해주기도 하죠. 둘 다 굉장히 좋은 해조류입니다."

그렇다면, 미역과 다시마가 이번 천수밥상의 식재료일까?

"미역과 다시마에도 철분이 많이 있는데요, 오늘 우리가 찾는 철분 왕은 따로 있습니다."

그런데 그가 멈춘 곳은 해산물이 아닌 봄나물만 가득한 한 채소가게였다.

"오늘 우리가 찾는 철분의 왕 해조류는 원래 채소가게에 있습니다."

채소가게에 바다의 철분 왕이 있다? 이것저것 가게 안을 유심히 살피는 배한호 한의사.

"찾았습니다. 제가 이번에 소개해드릴 해조류 중에서 철분의 왕인 톳입니다."

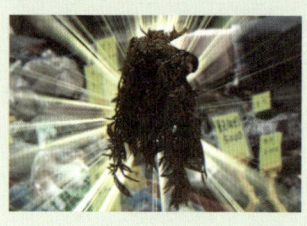

배한호 한의사가 추천하는
천수밥상의 제철 식재료 세 번째, 톳

출렁대는 바닷물 속 암초에 뿌리를 내리고 자라는 바다의 채소, 톳! 특히 봄에서 초여름이면 제철을 맞아 톡톡 씹히는 맛이 일품이다. 해양수산부는 톳을 백세건강을 위한 봄철 수산물로 꼽은 바 있으며, 일본에서는 '장수의 채소'라 불린다.

"전통적으로 톳은 수산물로 취급한 게 아니라 봄철의 제철 나물로 취급을 한 겁니다. 보통 우리가 철분 왕이라고 하면 시금치로 많이 알거든요. 그런데 실제로 톳이 시금치보다 철분 함량이 4배 이상 높아요. 칼슘 하면 또 우리가 다시마 얘기를 많이 하는데, 다시마에 비해서 칼슘 함량이 2배 이상 높습니다. 철분 함량이 상당히 많아서 빈혈로 고생하시는 분들한테도 무척 좋은 식재료가 되겠습니다."

톳은 삐쭉 튀어나온 생김새가 꼭 사슴의 꼬리 같다 하여 녹미채(鹿尾菜)라고도 한다.

톳의 다양한 효능은 국내 한 연구를 통해서도 밝혀졌는데, 최근 생활습관병 중의 하나인 고지혈증을 억제하는 효과도 있다고 한다.

톳은 봄철이면 한 바구니, 한 근 정도에 3천 원을 한다. 알고 보면 천수밥상의 재료들은 모두 비싼 것이 아니다. 참으로 고마운 일이다.

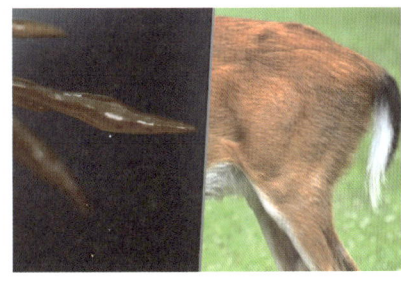
| 사슴의 꼬리를 닮은 톳

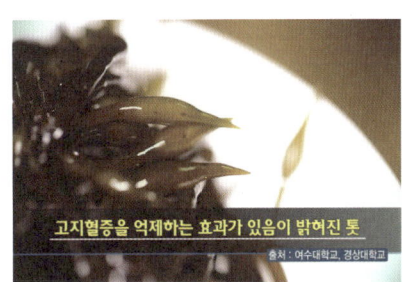
| 톳의 효능

| 궁금해요! | 좋은 톳 고르는 방법

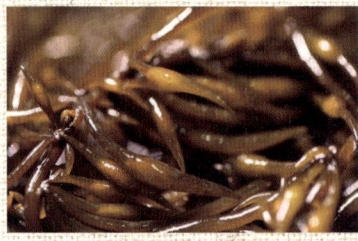

톳을 고를 때 특별하게 신경을 써야 할 부분은 무엇일까?
"톳은 알이 꽉 차고 윤기가 나는 걸 골라야 합니다. 만졌을 때 알이 좀 탱글탱글해야 하죠. 또 모양이 일정하고 반들반들 윤기가 나는 것이 좋고요."

톳으로 천수밥상 차리기

톳은 굵은 소금을 살짝 넣고 손으로 바락바락 씻은 후 깨끗한 물로 3~4번 정도 헹구면서 불순물을 골라낸다.

1. 톳소금

"톳이 대개 봄철에서 6월 정도까지 많이 나오는데요, 저는 이 톳을 톳소금으로 만들어서 씁니다. 톳의 영양가가 그대로 녹아 있으니 톳소금을 요리할 때 1년 연중 쓰면서 톳에 있는 영양분을 먹는 방식으로 하고 있습니다."

1년 내내 나트륨 걱정 없이 철분 섭취를 높이는 톳소금, 어떻게 만드는지 살펴보자.

"비닐봉지 한 봉지에 담겨 있는 양이면 톳이 대략 600g 되거든요. 그러면 그 양의 반 정도인 300g 정도, 그래서 반 정도만 덜어냅니다. 톳 300g에 천일염을 1kg 정도 붓게 되면 1년 내내 톳소금을 쓸 정도의 양이 나옵니다."

먼저 톳을 깨끗이 씻은 다음 센불로 끓이기 시작하는데, 이때 중요한 것이 끓이는 시간이다.

"팔팔 끓으면 불을 낮춰서 중불에서 1시간 30분~2시간 정도 푹 삶아 주면 되는데요. 왜 그렇게 하냐면 톳에 들어 있는 미네랄 성분들이 충분히 빠져나올 수 있도록 하는 겁니다. 톳에 들어 있는 철분을 비롯한 미네랄을 빼와야 하기 때문인데, 미네랄류는 아무리 오래 끓여도, 아무리 센불에 삶는다고 하더라도 특별하게 영양 손실이 없습니다."

톳의 철분 성분은 익힐수록 우러난다는 것이다. 열을 가하면 영양소가 파괴되는 것이 대부분인데, 오래 삶을수록 오히려 미네랄 성분들이 우러난다는 톳. 또 다른 특이한 점은 삶는 시간에 따라 색이 달라진다는 것이다.

"원래 톳은 처음에 연갈색이거든요. 연갈색이 뜨거운 물을 만나면 연녹색으로 싹 바뀝니다. 그리고 더 끓이면 다시 진한 갈색으로 한 번 더 바뀝니다."

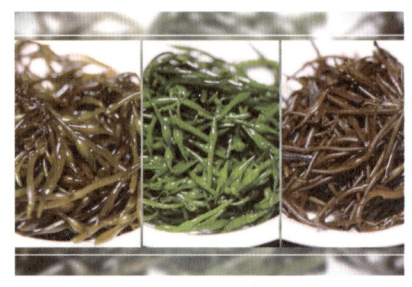
| 색이 달라지는 톳

삶는 정도에 따라 바뀌는 톳의 색깔, 그렇다면 효능에도 차이가 있는 것일까?

"한의학에서는 톳이 생것인 연갈색일 때는 몸에 들어오게 되면 비위 기능을 도와주는 역할을 한다고 보고요. 살짝 데쳤을 때 푸른 이파리처럼 연녹색이 되는 경우에는 간에 좋다고 보거든요. 그리고 더 많이 끓여서 검은 갈색이 되면 신장 기능을 활성화하는 데 도움이 된다고 봅니다."

2시간 정도 푹 끓이면 톳의 필요한 성분은 다 우러나오게 되는데, 톳 소금에는 이 톳 끓인 물을 사용한다. 톳 끓인 물이 준비됐다면 팬에 천일염 1kg을 넣고 살짝 볶아준다.

"2~3분 정도가 지나면 소금이 튀려고 준비를 하고 있거든요. 톡톡톡 소리가 나기 시작합니다. 그럴 때 준비해둔 톳 끓인 물을 부어주면 됩니다."

    이때 톳물의 양은 천일염의 1.5~2배로, 물이 출렁거릴 정도로 넉넉한 것이 좋다. 이렇게 소금이 끓기 시작하면 거품과 같은 소금막이 생기는데, 사라질 때까지 계속 저어줘야 톳의 향이 소금에 잘 스며든다고 한다. 수분이 모두 빠지고, 보송보송한 톳소금을 얻기 위해선 중불에 약 2시간 졸이면 된다.

톳소금 레시피

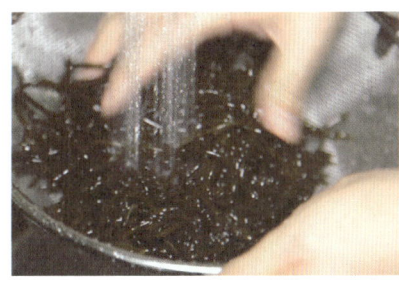

1. 톳을 씻는다.

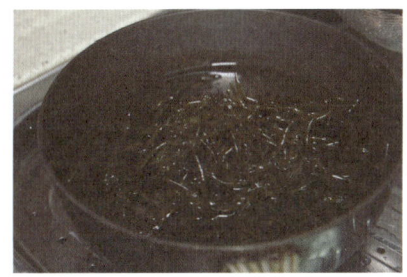

2. 센불에 끓인다.

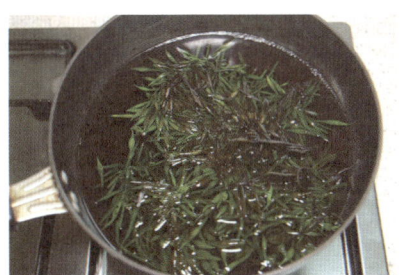

2-1. 색이 변한 톳

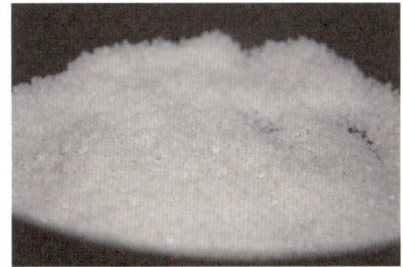

3. 소금을 팬에 볶는다.

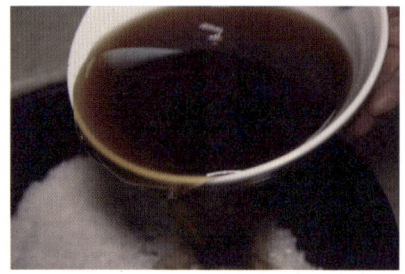

4. 톳물을 붓는다.

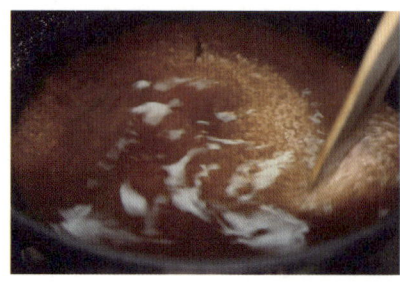

5. 소금막이 사라질 때까지 저어준다.

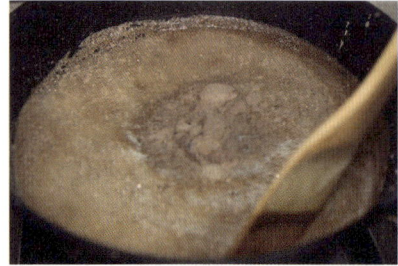

6. 중불에 졸인다.

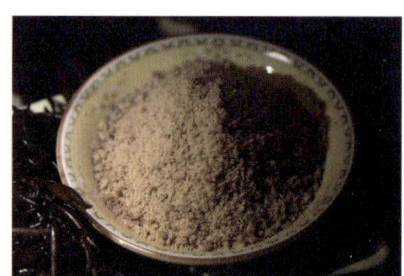

7. 톳소금 완성

그런데 톳소금은 어떤 맛일까?

"일반 천일염보다 훨씬 짠 느낌이 납니다. 왜냐하면 톳에 있는 염분까지 나와 있기 때문에 조금 더 짠맛이 느껴지는데요. 톳에는 칼륨이 들어 있기 때문에 칼륨이 1,300mg, 즉 1.3g 정도로 나트륨 함량보다 훨씬 높거든요. 그래서 톳소금을 만들게 되면 염분 걱정이 없어요. 칼륨이 오히려 나트륨을 적절하게 배출해주기 때문에 맛은 짜더라도 몸에는 건강한 소금이 되겠습니다."

2. 톳 오이무침

톳물을 만들고 남은 톳으로도 건강식을 만든다는 배한호 한의사.

"톳 자체에 철분이 많은 것을 조금 더 흡수가 용이한 형태로 할 수 있는 톳무침을 만들려고 합니다."

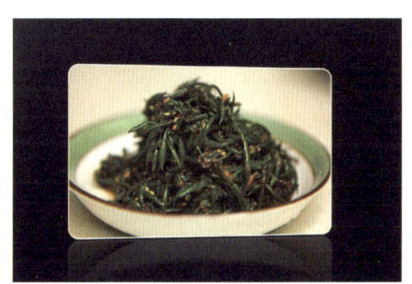

| 데쳐서 만드는 일반 톳무침

철분의 흡수와 소화력을 높이는 톳무침. 그런데 여기서 의문점이 하나 생긴다. 보통 톳은 무침으로 조리할 때 살짝 데쳐서 먹기 마련인데, 배한호 한의사는 왜 푹 삶아낸 톳을 활용하는 것일까?

"몸이 좋으신 분이나 비위 기능이 좋으신 분들은 흔히 톳 요리 하듯이 살짝 데쳐서 먹는 게 좋고요. 항암치료를 받으신다든지 몸 상태가 안 좋으신 분들은 톳 요리를 할 때 1시간 이상 푹 익혀서 먹게 되면 톳 자체가 식감도 좋고 소화기를 특별히 방해하지 않기 때문에 먹기가 상대적으로 좋습니다."

톳무침에 필수로 들어간다는 궁합 식재료는 바로 오이다.

"오이가 들어가야 오이에 있는 비타민이 톳에 있는 철분과 미네랄을 끌고 들어가서 인체에서 보다 흡수가 용이한 형태로 도와주게 됩니다."

단, 오이는 껍질을 벗기는 게 중요하다는데, 이 역시 철분의 흡수율을 높이기 위한 방법이라고 한다.

"실제로 빈혈이 있는 환자분들은 주요 특징이 소화 기능이 안 좋은 겁니다. 그래서 용량이 많은 철분제를 먹거나 철분이 많다고 하는 무언가를 먹는 것이 별로 의미가 없는 게, 그 사람 자체가 소화력이 떨어졌기 때문에 철분 결핍이 온 거거든요."

그래서 톳은 1시간 이상 푹 삶은 것으로, 오이는 껍질을 벗긴 것으로 준비해야 소화·흡수에 도움이 된다. 오이는 톳소금 1작은술 정도로 절여두고, 양념은 속을 보하는 데 좋은 된장 반 숟가락, 다진 마늘 약간, 들기름을 둘러 조물조물 무치면 철분의 흡수율을 높일 수 있는 톳 오이무침이 완성된다.

톳 오이무침 레시피

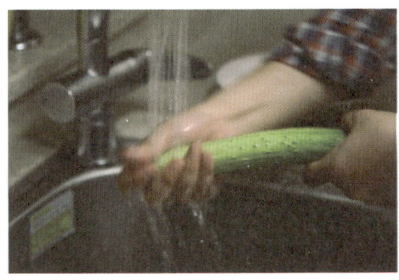

1. 오이를 씻는다.

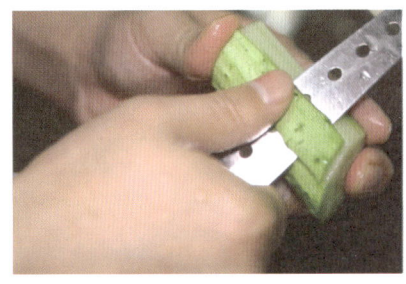

2. 오이 껍질을 벗긴다.

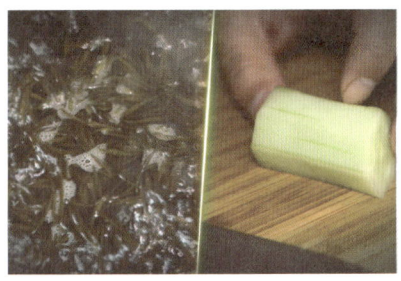

3. 삶은 톳과 껍질 벗긴 오이를 준비한다.

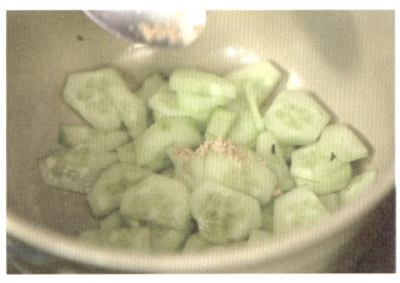

4. 오이에 소금 밑간을 한다.

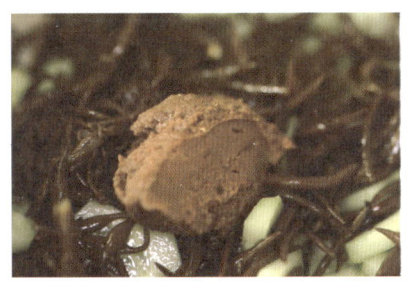

5. 된장, 다진 마늘, 들기름을 넣고 무친다.

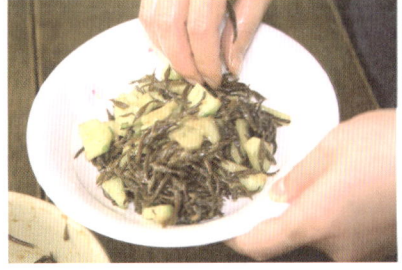

6. 톳 오이무침 완성

"톳 줄기가 있으면 옆에 열매처럼 나와 있는, 볍씨처럼 나와 있는 것들이 입 안에서 씹히면서 탁탁탁 터집니다. 톳소금의 깊은 소금의 맛, 오이의 신선한 청량감 이런 것이 어우러지면서 한 입만 먹어도 식욕이 상승되는 것 같은 느낌이 듭니다."

3. 청혈 톳밥

톳을 이용한 세 번째 요리를 위해 표고버섯을 물에 불리는 배한호 한의사.

"표고랑 톳이 음식 궁합이 좋습니다. 그래서 이걸 가지고 밥을 만들면 우리 몸의 피를 맑게 해주는 작용을 극대화시킬 수가 있어요. 몸에 좋은 청혈 톳밥을 만들 겁니다."

피를 맑게 하는 최고의 톳 영양식, 톳밥. 배한호 한의사는 어떻게 만들까?

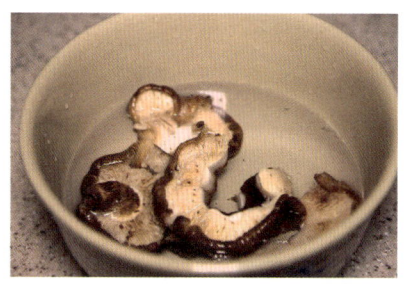
| 표고버섯을 물에 불리는 모습

먼저, 백미와 잡곡을 동량으로 섞고 표고버섯을 30분간 불린 물을 밥물로 사용한다.

"톳을 흔히 바다의 현미라고 합니다. 마치 쌀 낱알이 달려 있는 것처럼 보이는데요, 그래서 가운데 줄기는 조금 더 질긴 편입니다. 소화력이 좋으신 분들은 통째로 넣어도 되고 비위 기능이 안 좋으신 분들은 바깥쪽 낱알만 이용해도 좋습니다."

톳을 적당한 크기로 썰고, 여기에 불린 표고버섯과 채썬 당근을 차례로 넣고 밥을 안친다. 금세 바다의 숨은 채소 톳과 표고버섯의 향이 고루 퍼지면서 그 풍미를 돋우는 청혈 톳밥이 완성된다.

청혈 톳밥 레시피

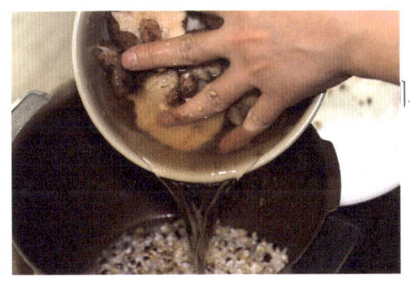
1. 표고버섯 불린 물을 밥물로 사용한다.

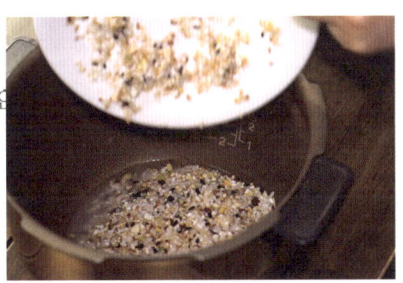
2. 백미와 잡곡을 넣는다.

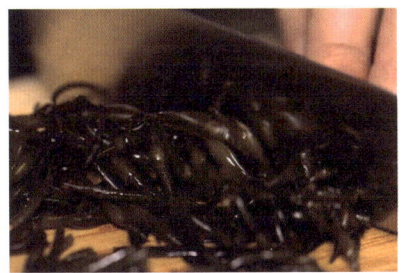
3. 톳을 썬다.

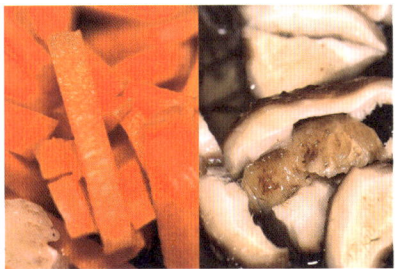
4. 채썬 당근과 표고버섯을 넣는다.

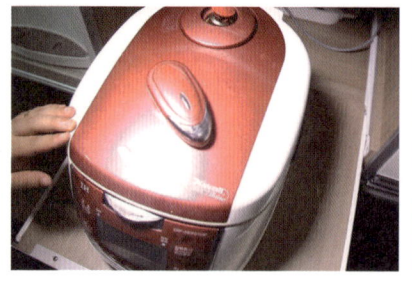
5. 밥을 안친다.

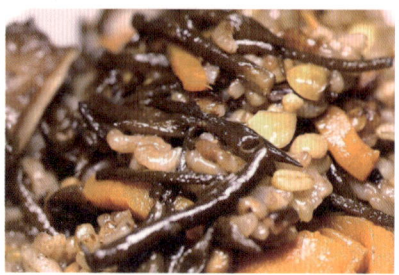
6. 톳밥 완성

에서는 굉장히 흔하게 먹는 봄철 음식입니다. 저도 고향이 부산인데요, 3, 4, 5월 정도 되면 항상 집에서 며칠 정도는 밥에다가 톳만 넣고 톳밥을 하는 겁니다. 특별한 재료 없이 톳을 흐르는 물에 씻어다가 가위로 잘라서 밥에 넣고 짓는 거죠. 그게 톳밥입니다."

톳과 표고버섯 그리고 당근의 조화가 만들어낸 톳밥, 건강에는 어떤 도움이 되는 것일까?

"톳과 당근 그리고 표고버섯이 만나면 몸에 필요 없는 지방 성분을 끌고 밖으로 나가요. 그래서 전체적으로 피를 맑게 해주어 생활습관병을 예방하는 효과가 있는 겁니다. 따라서 톳만 가지고

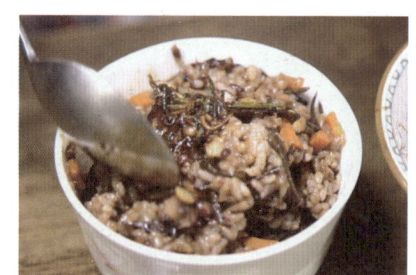
| 양념장을 넣은 모습

밥을 하는 것보다 당근과 표고를 함께 이용하게 되면 청혈효과를 높일 수 있는 좋은 궁합이 되는 겁니다."

톳밥 자체로도 맛이 좋지만, 달래와 간장, 참기름을 섞어 만든 양념장과 함께 먹으면 향취를 더욱 돋운다고 한다.

한눈에 보는 레시피

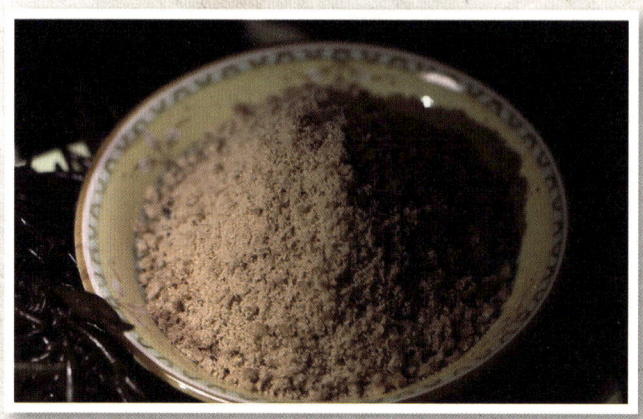

톳소금

재료

톳 300g, 천일염 1kg

만드는 법

1. 톳을 2시간 정도 중불에 푹 끓여 톳물을 우려낸다.
2. 팬에 천일염을 넣고 살짝 볶는다.
3. 소금이 튀어 오르기 시작할 때 톳물을 소금의 2배 정도 붓는다.
4. 중불에 2시간 정도 졸인다.

한눈에 보는 레시피

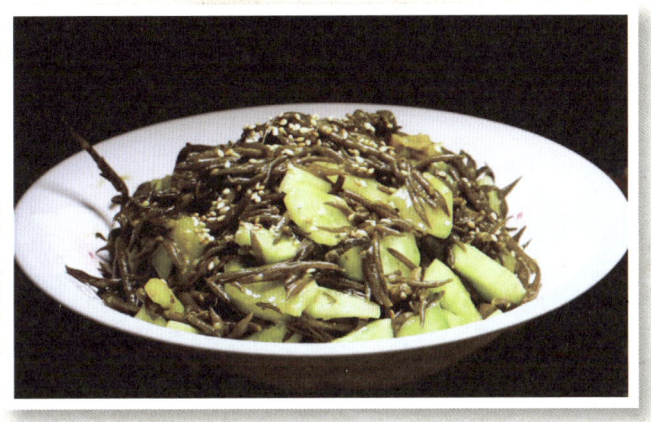

톳 오이무침

재료

톳 200g, 오이 1/2개, 톳소금 1작은술, 된장 1/2숟가락, 다진 마늘·들기름·통깨 1숟가락씩

만드는 법

1. 톳은 1시간 이상 삶아 준비한다.
2. 오이는 껍질을 벗겨 적당한 크기로 썰어 톳소금에 절인다.
3. 된장, 다진 마늘, 들기름을 넣고 무친 뒤 통깨를 뿌린다.

한눈에 보는 레시피

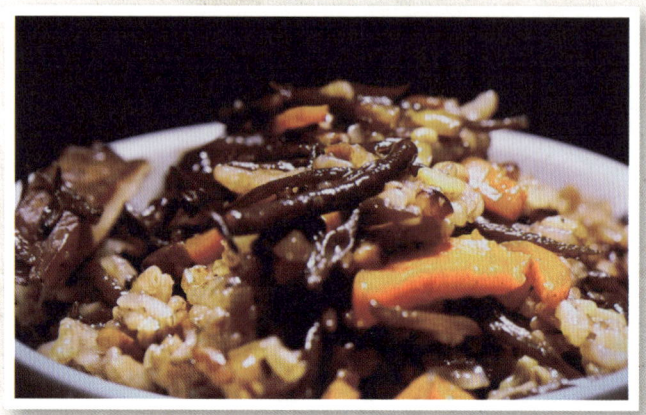

🍚 청혈 톳밥

재료(4인분)

톳 200g, 쌀과 잡곡 3컵, 마른 표고버섯 3개, 채썬 당근 1줌
양념장 다진 달래 1줌, 국간장 4숟가락, 물 3숟가락, 통깨·참기름 1숟가락씩

만드는 법

1. 표고버섯을 30분간 불리고, 물은 밥물로 남겨둔다.
2. 백미와 잡곡을 씻은 뒤 표고버섯 불린 물에 넣는다.
3. 톳과 표고버섯을 큼직하게 썰어 넣는다.
4. 채썬 당근을 넣고 밥을 짓는다.
5. 양념장을 섞어서 밥과 함께 먹는다.

자양강장에 좋은 산나물
곤드레

각종 영양소로 갱년기 증상을 잡는다!

여름이 오려는 늦봄. 날씨는 점점 더워지고 몸은 점점 피곤해지는 시기다.

"6월만 되어도 바깥 기온이 벌써 30도까지 올라가는데요. 이렇게 바깥 기온이 올라가게 되면 갱년기 증상을 가지고 계신 50~60대 중년분들의 경우, 건강에 대해 더욱 조심을 하셔야 됩니다. 갱년기 증상이라 하면 위로 열이 오르고, 가슴이 답답하고 안면홍조가 생기는 그런 증상들입니다."

그렇다면, 배한호 한의사가 추천하는 갱년기에 도움이 되는 제철 식재료는 과연 무엇일까? 함께 근처 재래시장으로 찾아나서보았다.

"늦봄에서 초여름으로 넘어가는 시기가 굉장히 덥기 때문에 비타민 C라든지 다양한 영양소들이 인체의 열감, 번열을 없애주기 때문에 갱년기 증상에 굉장히 좋은 식재료가 됩니다."

비타민이라면 과일에 풍부한데, 그렇다면 이번 천수밥상 식재료는 과일인 걸까?

"갱년기에 좋은 과일들도 많죠. 토마토 같은 경우도 굉장히 빛깔이 곱고 빨갛고 예쁜데요, 이런 토마토 같은 넝쿨식물도 비타민C라든지 카로틴이 풍부해서 번열, 열증, 갱년기 증상들에 도움이 되는 식품입니다. 참외도 마찬가지로 좋습니다. 참외도 한의학에서는 성질이 굉장히 차다고 보는데요, 성질이 찬 이 참외를 6, 7, 8월 정도에 꾸준하게 먹으면 50~60대 분들의 갱년기, 열병을 잡아주는 역할을 합니다."

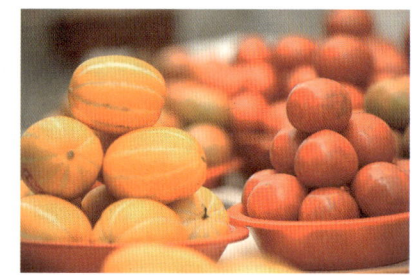
| 참외와 토마토

더위를 이기는 데 도움을 주는 토마토와 참외. 그럼 이 두 과일 중에 갱년기에 좋은 천수밥상 식재료가 있을까?

"토마토와 참외도 물론 갱년기에 굉장히 도움이 되는데요. 이번에 찾을 식재료는 아닙니다. 제가 소개할 식재료는 깻잎 모양처럼 생겼는데요. 깻잎보다 조금 큰 모양처럼 생겼어요. 흔히 고려엉겅퀴라고 부르는 식재료입니다."

깻잎처럼 생긴 고려엉겅퀴? 이름이 매우 낯설다.

"아, 여기 있네요. 여기 천수밥상 식재료를 드디어 찾았습니다. 오늘 소개해드릴 갱년기 증상에 도움이 되는 식재료는 고려엉겅퀴라고 불리는 곤드레입니다."

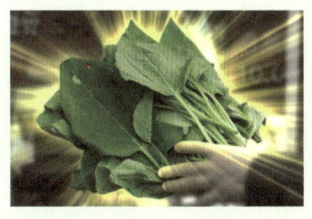

**배한호 한의사가 추천하는
천수밥상의 제철 식재료 네 번째, 곤드레**

곤드레는 강원도를 대표하는 산채 나물로 고칼슘, 고단백질에 비타민까지 풍부하게 들어 있어 옛 조상들이 보릿고개를 넘는 어려운 시절에 구황식물로 사용해왔다고 한다.

"왜 그런 노래가 있잖아요, '곤드레만드레 나는 취해버렸어~'라는 가사에 나와 있듯이 술에 취한 사람들이 곤드레만드레한다고 그러잖아요. 고려엉겅퀴가 바람에 날리는 모습이 곤드레만드레하는 것처럼 보인다. 그래서 강원도에서는 그냥 곤드레라고 불린답니다. 이름 잘 지었죠?"

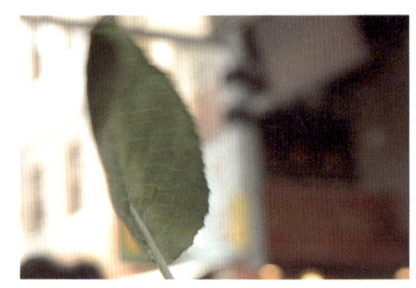
| 바람에 날리는 곤드레

바람에 휘청휘청 흔들리는 모양새가 마치 곤드레만드레 취한 사람을 닮았다 하여 고려엉겅퀴라는 이름 대신 곤드레 나물이라 부르기 시작했다는 것이다.

"문헌을 보면 인체에 들어와서 체력을 보충해준다고 나와 있습니다. 특히 밥과 함께 먹게 되면 살찌게 만들고 몸을 건강하게 해준다, 이렇게 되어 있거든요. 그래서 봄철에 식욕이 없고 체력이 떨어지신 분들한테는 자양강장제처럼 쓸 수가 있는 거고요. 이 곤드레는 서늘한 성질을 가지고 있어 효과적으로 갱년기 증상을 가라앉혀주는 효능이 있는 겁니다."

흔히 말린 곤드레를 많이 볼 수 있는데, 6월 말까지는 생곤드레로 즐

| 궁금해요! | 신선한 곤드레 구별법

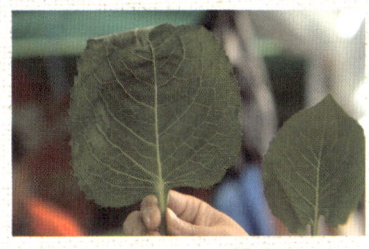

신선한 곤드레를 고르는 방법은 무엇일까?
"될 수 있으면 생으로 먹을 때는 이파리가 큰 것보다는 조금 작은 것을 고르는 게 좋습니다. 비교를 해보면 작은 잎은 색이 연녹색이고 부드럽습니다. 옆에 큰 잎은 색이 상대적으로 진한 진녹색이거든요."
곤드레의 연하고 부드러운 잎은 생으로 먹고, 진하고 거친 잎은 1년 내내 보관용으로 사용하면 좋다고 한다.

길 수 있다고 한다. 곤드레도 제철인 5~6월엔 한 근에 2천 원 정도에 살 수 있는 착한 식재료다.

곤드레로 천수밥상 차리기

배한호 한의사가 제안하는 곤드레, 건강하게 먹는 비법을 함께 알아보자.

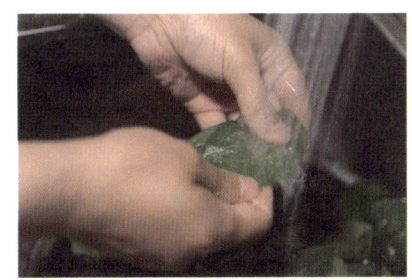

| 곤드레를 씻는 모습

생곤드레는 잎에 흙이 묻어 있을 수 있기 때문에 흐르는 물에 잘 씻어 주어야 한다.

1. 생곤드레 나물

곤드레를 요리하기 위해서는 데쳐야 하는데, 가장 중요한 것이 바로 데치는 방법이라고 한다.

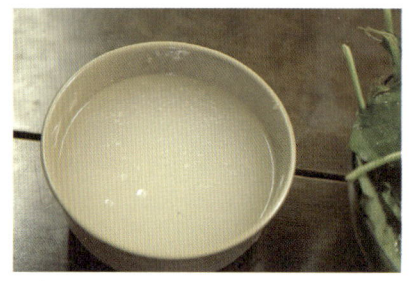

| 곤드레를 데치는 쌀뜨물

"곤드레는 데쳐서 요리하는데요, 곤드레를 데치는 비법이 있습니다. 이 물에다가 곤드레를 데칩니다. 바로 쌀뜨물입니다."

곤드레를 쌀뜨물에 데치는 이유는 무엇일까?

"원래 쌀뜨물에다 채소를 데치게 되면 보다 소화·흡수를 용이하게 한다고 해서 약선 요리에서는 쌀뜨물에다가 채소를 많이 데치는데요, 곤드레 자체에도 섬유질이 많기 때문에 쌀뜨물에 데칠 경우 먹기가 좀 더 좋아지고 식감도 좋습니다."

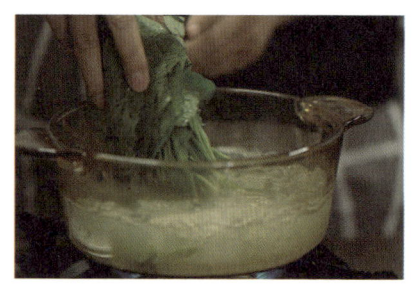

| 줄기 부분부터 넣는 모습

쌀뜨물을 넣고 팔팔 끓을 때까지 기다렸다가 소금을 한 숟가락 정도 넣어준다.

"줄기 부분부터 이렇게 넣기 시작합니다."

ⓥ 곤드레를 데칠 때, 한 번에 다 넣어서 데치지 말고 1분 정도 줄기를 먼저 익힌 후 나중에 잎을 넣고 10분간 끓이면 된다.

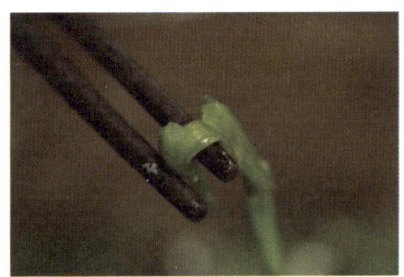

| 줄기까지 푹 삶은 모습

곤드레는 섬유소가 많아 질길 수가 있어 삶듯이 오랫동안 데치는 것이 좋다.

"데치고 있을 때 줄기 끝을 눌러서 푹 들어가게 해야 합니다. 푹 들어가야 씹을 때 식감이 괜찮습니다."

줄기가 연해질 정도로 푹 삶아주면 된다.

ⓥ 한 번 끓인 곤드레 나물을 그대로 두면 열기로 인해 물러질 수 있기 때문에 바로 찬물에 헹궈 물기를 꼭 짜주는 것이 중요하다.

삶은 곤드레를 적당한 크기로 자르고 조선간장, 다진 마늘, 들기름, 들깨로 밑간을 해서 조물조물 무치면 은은한 향과 식감이 살아 있어 잎

어버린 입맛을 되찾게 해주는 생곤드레 나물이 완성된다.

생곤드레 나물 레시피

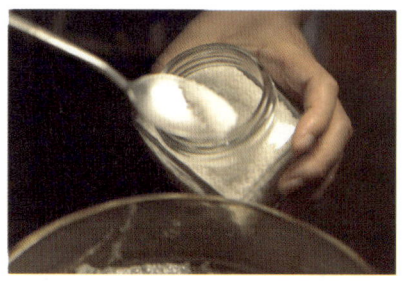

1. 쌀뜨물을 끓여 소금을 넣는다.

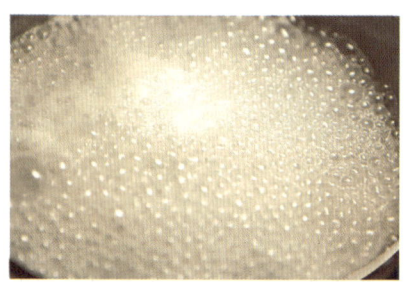

2. 소금물이 팔팔 끓으면 곤드레를 넣고 데친다.

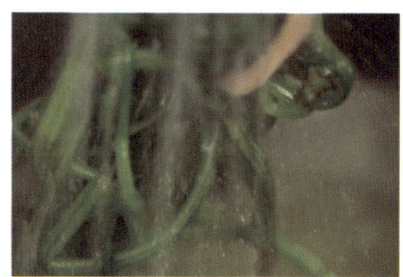

3. 곤드레를 찬물에 헹군다.

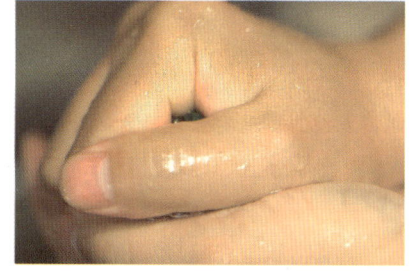

4. 물기를 꼭 짠다.

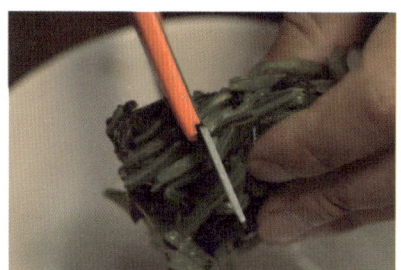

5. 적당한 크기로 자른다.

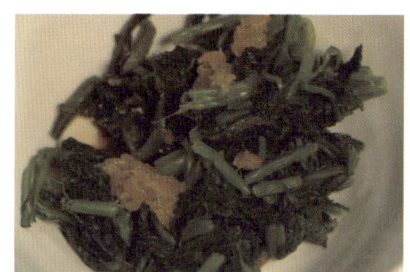

6. 양념으로 밑간하여 무친다.

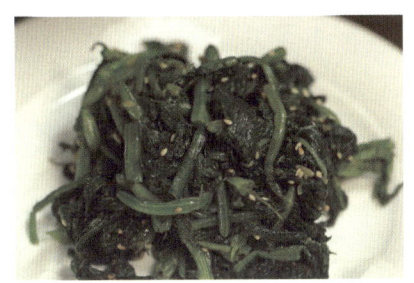

7. 생곤드레 나물 완성

2. 생곤드레 해물전

"중년 남성들의 경우 6월에 남성의 기력이 떨어지기 쉬운데, 아연이 많은 바지락이 남성의 기력에 좋다고 하거든요. 그래서 이렇게 함께 먹게 되면 6월에 떨어진 기력도 돋울 수 있고 식욕도 돋울 수 있는 좋은 방법이 되겠습니다."

남성들의 기력을 회복하는 데 도움을 주는 생곤드레 해물전을 함께 준비해보자.

우선, 반죽을 하기 위한 재료들을 준비하고 피로회복에 좋은 오징어, 아연이 풍부해 남성들에게 좋은 바지락을 손질해 준비한다.

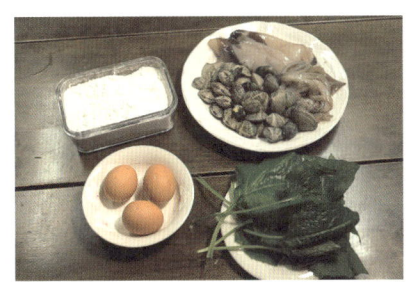

| 생곤드레 해물전 재료

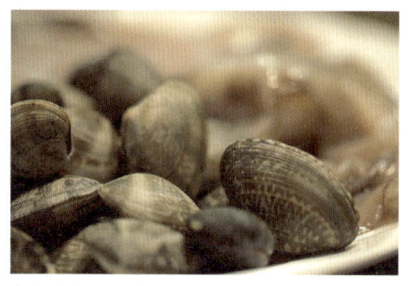 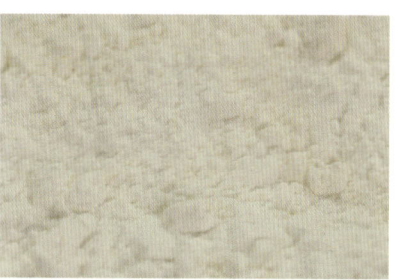

| 바지락과 오징어　　　　　　| 쌀가루와 찹쌀가루

"저는 반죽을 할 때 밀가루나 부침개용 반죽을 쓰지 않고 쌀가루와 찹쌀가루를 반씩 섞어서 부침개용 가루로 쓰고 있습니다."

밀가루에 있는 글루텐은 소화에 부담이 되기 때문에 밀가루 대신 쌀가루와 찹쌀가루를 이용하는 것이 소화에 불편을 느끼는 사람들에게 좋다고 한다.

쌀가루와 찹쌀가루에 달걀, 오징어, 바지락, 생곤드레를 골고루 섞어 반죽을 완성하고 살짝 달궈진 프라이팬에 부쳐내면 생곤드레 해물전이 완성된다.

생곤드레 해물전 레시피

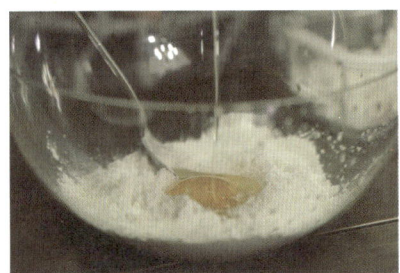

1. 쌀가루, 찹쌀가루, 달걀로 반죽을 만든다.

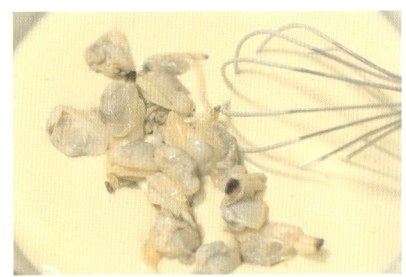

2. 반죽에 바지락, 오징어를 넣는다.

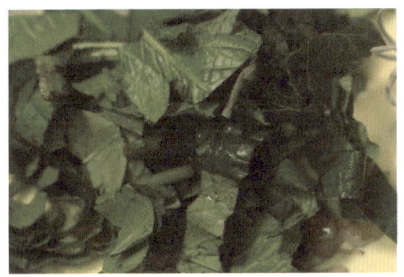

3. 곤드레를 넣는다.

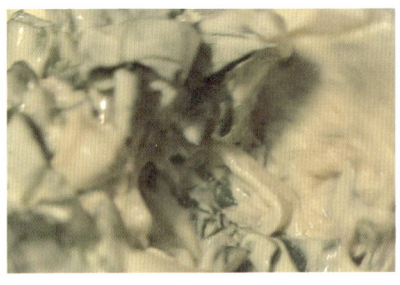

4. 반죽을 섞어 부친다.

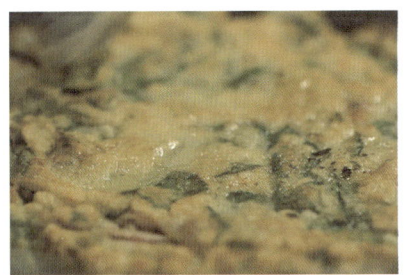

5. 생곤드레 해물전 완성

3. 곤드레 생즙

"이번에는 갱년기 여성들에게 좋은 곤드레 생즙을 만들 건데요, 《본초강목》이라는 한의서에 보면 곤드레는 대계라고 해서 곤드레의 새싹을 즙을 내서 먹으면 50~60대 여성들의 갱년기 질환을 호전시킬 수 있는 좋은 식재료라고 나와 있습니다."

갱년기 여성들의 열을 잡아주는 곤드레 생즙을 함께 알아보자.

재료는 생곤드레 어린잎과 사과와 꿀만 있으면 된다.

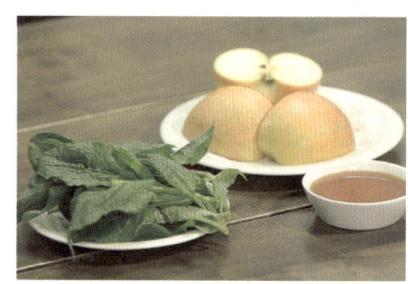
| 곤드레 생즙 재료

"사과를 깍둑썰기로 썰어주세요."

식이섬유가 많은 곤드레가 잘 갈리도록 먼저 사과를 갈아 수분이 있는 상태로 만들고, 그 위에 꿀을 한 숟가락 넣어준다. 그리고 생곤드레 어린잎은 한 주먹 정도만 사용하는데, 잘게 잘라 믹서에 넣고 함께 갈아주면 곤드레 생즙이 완성된다.

곤드레 생즙 레시피

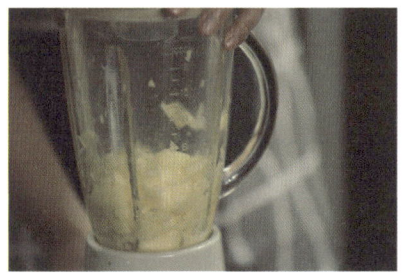

1. 사과를 믹서에 간다.

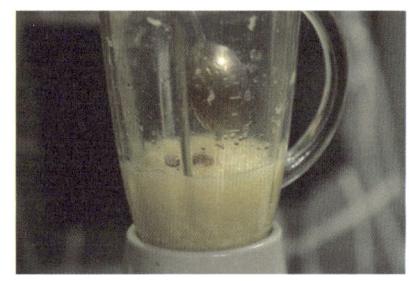

2. 꿀을 넣는다.

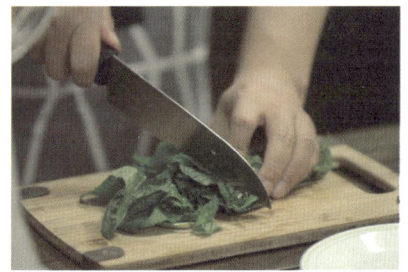

3. 곤드레를 잘라 믹서에 넣고 간다.

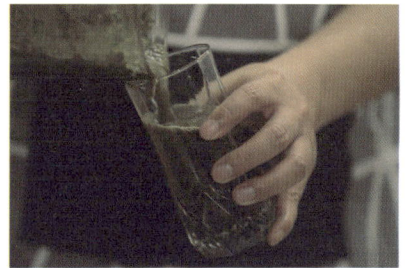

4. 곤드레 생즙 완성

생즙은 갑자기 먹으면 간에 부담을 줄 수 있기 때문에 열 번 정도 꼭꼭 씹어 넘기는 것이 좋다.

"늦봄에서 초여름, 이때가 한창 기온이 갑자기 상승하고 체온도 상승하면서 적응이 안 되는 시기거든요. 이럴 때 적절하게 곤드레 생즙을 하루에 종이컵 1잔이나 3잔 정도 마시면 더위를 극복하고 예방할 수 있는 좋은 방법이 됩니다."

4. 말린 곤드레 소고기볶음밥

곤드레를 구입할 때 흔하게 볼 수 있는 것이 말린 곤드레다.

"말린 채소들이 소화하기에 좋고 흡수에도 좋거든요. 몸이 조금 안 좋고 피곤하다면 건물인 곤드레를 이용해서 요리를 하는 것이 더 좋습니다."

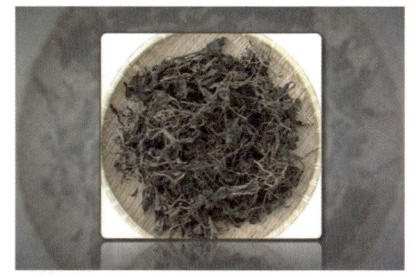

| 말린 곤드레

말린 곤드레로 요리를 하려면 반나절 정도 물에 불려줘야 하는데, 이 때 검은 빛깔에서 갈색으로 변하면 사용하면 된다. 그리고 다시 40분 정도 푹 삶아줘야 줄기 부분의 섬유질이 부드러워진다고 한다.

"채소 중에서 단백질이 많은 곤드레와 양질의 필수 아미노산이 많은 단백질의 보고인 소고기가 만나면 채식과 육식의 조화가 아주 잘 되는 겁니다. 그래서 곤드레 소고기볶음밥을 만들 겁니다."

떨어진 기력에 부족한 단백질을 채워주는 말린 곤드레 소고기볶음밥을 만들어보자.

먼저, 말린 곤드레와 소고기 그리고 밑간에 필요한 재료들을 준비한다. 말린 곤드레는 다진 마늘과 참기름으로 간단하게 밑간을 해주고, 소

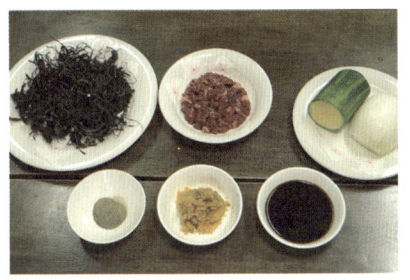

| 말린 곤드레 소고기볶음밥 재료

고기도 다진 마늘, 간장, 후추를 넣어 밑간을 해준다.

그런 다음 반드시 따로따로 볶아준다.

"곤드레 맛은 곤드레 맛대로 소고기 맛은 소고기 맛대로 나게 됩니다. 그런데 처음부터 섞어버리게 되면 강한 맛 위주로 나기 때문에 그냥 소고기 맛이 나게 되거든요. 그래서 각각 나눠서 하면 곤드레의 풍미를 살릴 수 있게 됩니다."

단백질로 기력을 보충하고, 곤드레의 찬 성질과 육류의 더운 성질이 만나 궁합이 잘 맞는 말린 곤드레 소고기볶음밥이 완성된다.

말린 곤드레 소고기볶음밥 레시피

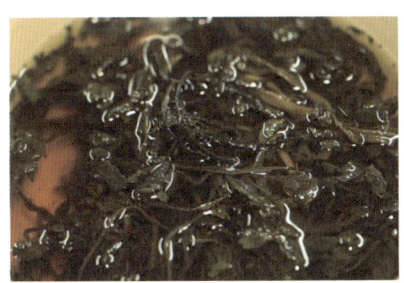

1. 말린 곤드레를 물에 불린다.

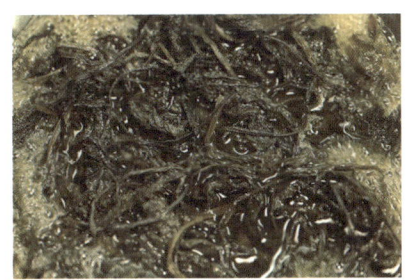

2. 곤드레를 푹 삶는다.

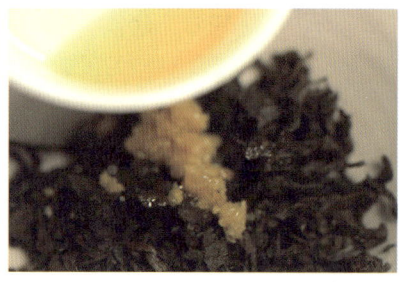

3. 다진 마늘, 참기름을 넣는다.

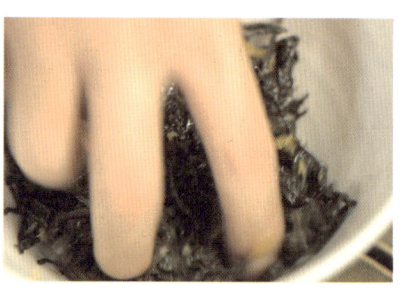

4. 고루 무친다.

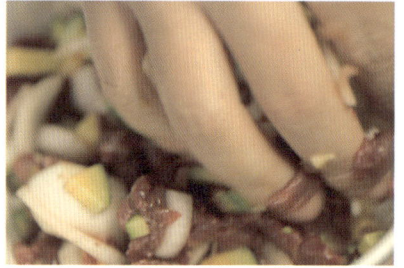

5. 소고기를 밑간하여 무친다.

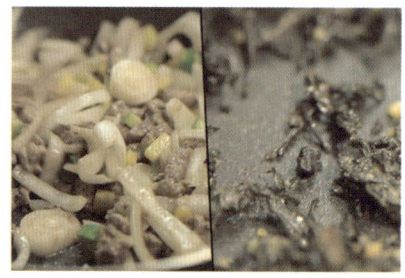

6. 곤드레와 소고기를 따로 볶는다.

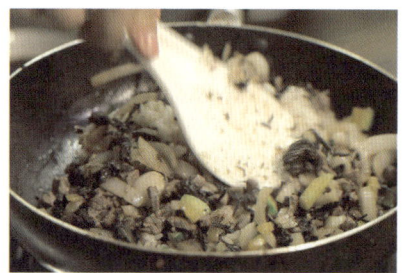

7. 밥을 넣고 모두 함께 섞어 볶는다.

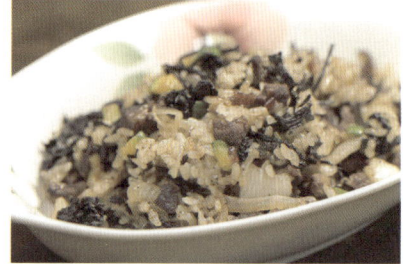

8. 말린 곤드레 소고기볶음밥 완성

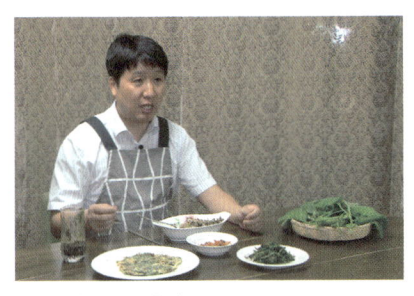
| 곤드레로 만든 음식들

"소고기가 냉동실에 조금씩들 있잖아요. 남은 소고기 조금이랑 곤드레 말린 거랑 해서 먹으면 굉장히 식욕이 돋아요. 몸도 튼튼해지는 좋은 요리입니다."

봄의 제철 나물을 먹는 것은 보약보다 낫다고 하지만, 주의해야 할 부분도 있다고 한다.

"나물 요리를 먹을 때 항상 조심해야 할 것은 나물 자체에 칼륨이 많다는 것입니다. 칼륨이 인스턴트라든지 육류라든지 가공식품에 많은 나트륨을 배출해주기 때문에 혈압을 떨어뜨려주는 좋은 작용을 하는 반면, 칼륨 자체가 몸에 지나치게 많아지면 심장에 무리를 줄 수도 있거든요. 그래서 봄철에 나물을 먹을 때는 생것으로 먹어도 좋지만 찌거나 삶거나 데치는 과정을 거쳐서 충분히 필요 없는 칼륨은 배출시킨 후 섭취하는 것이 좋겠습니다."

한눈에 보는 레시피

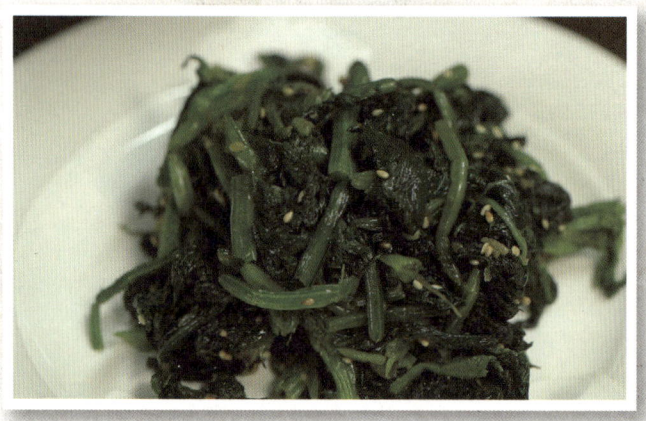

생곤드레 나물

재료

곤드레 200g, 쌀뜨물 약간, 조선간장·다진 마늘·들기름·들깨 1순가락씩

만드는 법

1. 쌀뜨물을 끓인 후 소금을 넣고 다시 팔팔 끓인다.
2. 곤드레를 넣고 줄기가 연해질 정도로 푹 삶는다.
3. 곤드레를 찬물에 헹궈 물기를 꼭 짠 뒤 적당한 크기로 썬다.
4. 조선간장, 다진 마늘, 들기름, 들깨로 밑간하여 무친다.

한눈에 보는 레시피

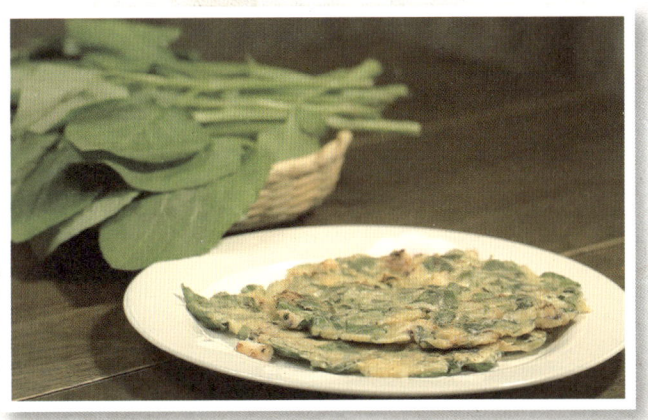

생곤드레 해물전

재료

생곤드레 200g, 오징어 1마리, 바지락 100g, 쌀가루 200g, 찹쌀가루 100g, 달걀 1개, 후추·천일염 약간씩

만드는 법

1. 오징어와 바지락을 손질하고 생곤드레를 씻어 먹기 좋게 썬다.
2. 쌀가루, 찹쌀가루, 달걀, 후추, 천일염을 섞어 반죽을 만든다.
3. 반죽에 오징어, 바지락, 곤드레를 넣고 섞어 부친다.

한눈에 보는 레시피

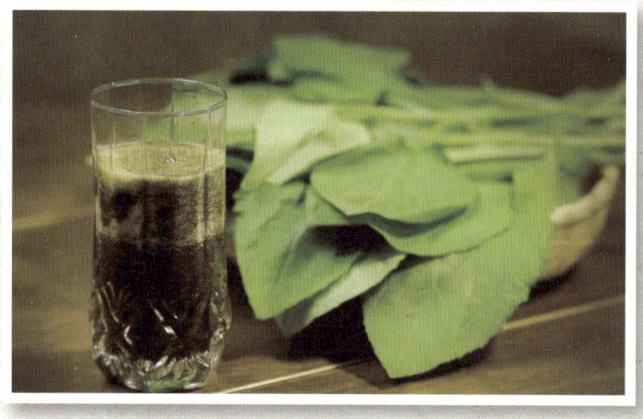

곤드레 생즙

재료

생곤드레(어린잎) 50g, 사과 1/2쪽, 꿀 1숟가락

만드는 법

1. 생곤드레의 연한 잎만 골라 잘 씻어 잘게 자른다.
2. 사과를 깍둑썰기해서 믹서에 간다.
3. 꿀을 넣고 잘라둔 곤드레를 넣고 함께 간다.

한눈에 보는 레시피

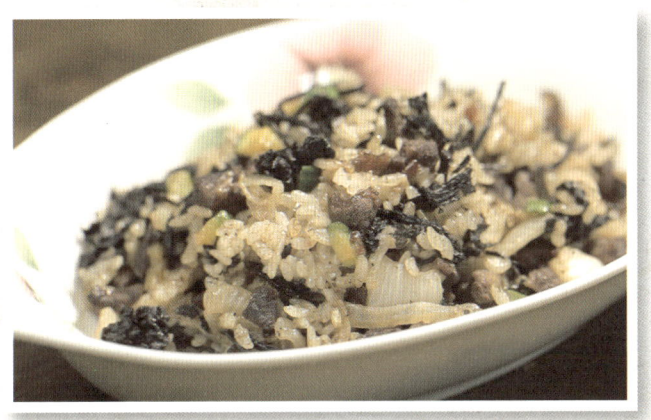

말린 곤드레 소고기볶음밥

재료

곤드레 100g, 소고기 50g, 밥 1공기, 다진 마늘·간장·참기름 1숟가락씩, 후추 약간

만드는 법

1. 말린 곤드레를 물에 불린 후 푹 삶는다.
2. 삶은 곤드레는 다진 마늘, 참기름으로 밑간을 한다.
3. 소고기는 다진 마늘, 간장, 후추로 밑간을 한다.
4. 밑간한 곤드레와 소고기를 따로 볶는다.
5. 볶은 곤드레와 소고기, 밥을 모두 섞어 볶는다.

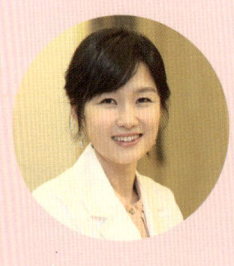

한명화 한의사

세명대학교 한의학과 졸업
프리허그한의원 수원점 수석원장
《아토피혁명-실용편》 공동 집필
MBN 〈천기누설〉, MBC 〈기분 좋은 날〉, KBS 〈생생정보통〉 등 다수 출연

03
생기를 북돋워주는 활력 밥상

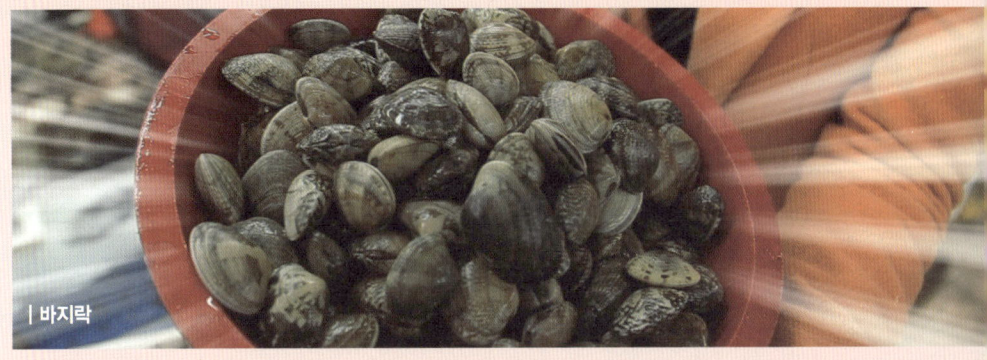
| 바지락

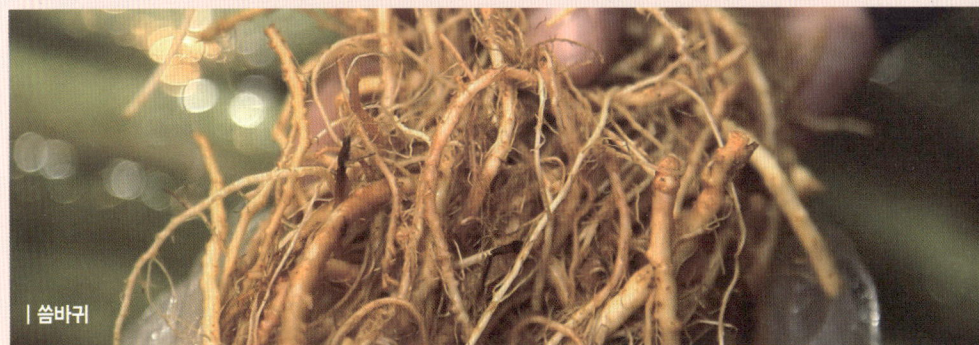
| 씀바귀

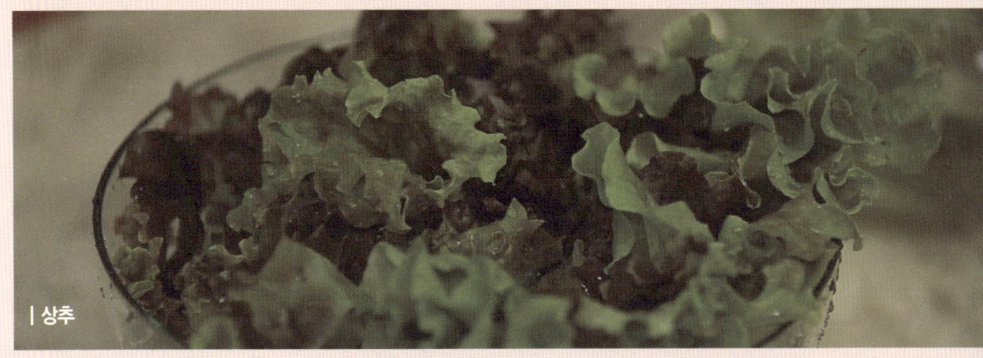
| 상추

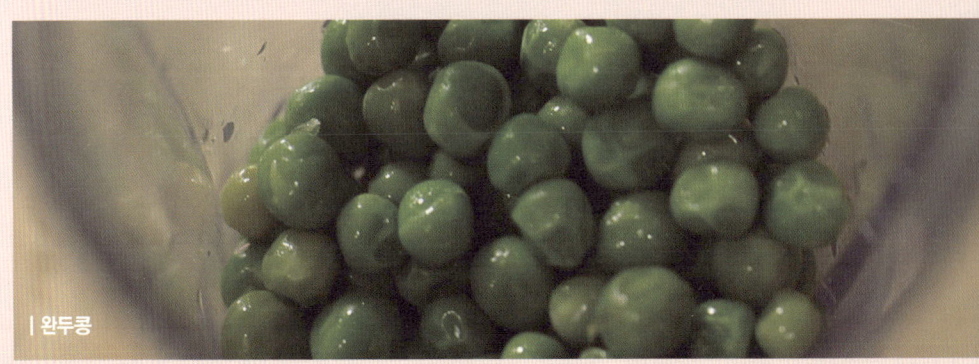
| 완두콩

몸을 깨우는 봄철 해산물
바지락

단백질로 간의 기운을 살린다!

겨울잠을 자던 개구리가 깨어나듯 움츠려 있던 만물이 소생하는 봄, 이번 제철 식재료를 제안할 주인공인 한명화 한의사는 각별히 신경 써야 할 장기가 있다고 한다.

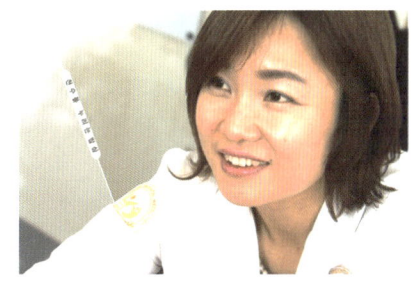

| 한명화 한의사

"한의학에서 봄은 '생발지기'라고 이야기를 합니다. 즉 생장과 발육이 왕성해지는 계절이라는 뜻인데, 이러한 기능을 하는 장부가 바로 간이에요. 그래서 간에서 그 생장과 발육을 이루는 데 필요한 단백질이나 비타민이 부족해지면 식욕저하 그다음에 만성 피로, 소화불량과 같은 증상들이 나타나게 됩니다."

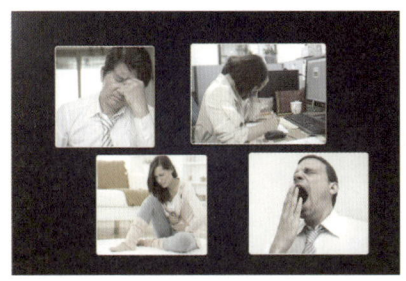
| 춘곤증으로 나른해지는 봄

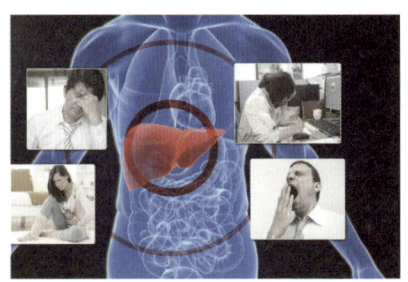
| 간의 기운이 떨어졌을 때 나타나는 증상들

봄이 되어 따뜻해지는 날씨와 달리 몸이 점점 무거워지고 나른해진다면 간의 기운이 떨어졌다고 보면 된다는 것이다.

"그래서 오늘 제가 추천하고 싶은 봄철 식재료는 간의 피로를 회복하는 데 도움이 되고 단백질과 각종 무기질이 굉장히 풍부한 음식입니다."

간의 기운을 살리는, 단백질이 풍부한 식재료를 추천하겠다는 한명화 한의사. 평소 봄이 되면 그 식재료를 구하기 위해 자주 찾는다는 수원의 한 수산시장으로 발걸음을 옮겼다.

단백질이라고 하면 흔히 육류를 생각하는데, 한명화 한의사가 해산물을 선택하는 이유는 무엇일까?

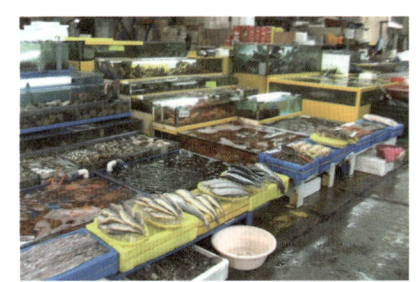
| 수산시장

"대표적인 단백질 식품으로 육류 그리고 해산물을 들 수가 있는데, 해산물 같은 경우에는 육류보다 훨씬 소화가 쉽고 흡수가 좋아서 어르신들이나 어린이들이 쉽게 먹을 수가 있어요. 또 봄이 되면 식욕이 떨어진다고 하죠? 그런데 해산물들은 감칠맛이 좋아요. 감칠맛이 돌아서 입맛도 돋우고, 또 소화도 잘되기 때문에 해산물로 선택했습니다."

붉게 물든 홍게부터 해삼까지, 생명력이 넘치는 해산물에서 봄의 활기를 느낄 수 있다. 그런데 한명화 한의사가 추천하겠다는 단백질이 풍부해 간에 좋다는 해산물은 도대체 무엇일까?

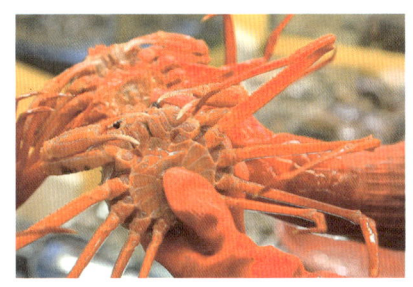

| 봄철 해산물

"이것은 국물 맛이 끝내주고, 이름이 바스락거리는 소리에서 유래가 되었어요."

국물 맛을 내는 걸로는 조개가 최고일 테니, 혹시 다양한 조개들 중에 있는 건 아닐까? 사실, 많은 사람들이 조개철을 겨울로 알고 있지만 조개의 제철은 봄이다. 조개는 개나리, 진달래가 피면 맛이 든다고 한다. 산란을 앞두고 껍데기 속에 살이 꽉 차서 맛이 좋다는 것이다.

바스락 소리를 내는 조개의 정체, 간의 기운을 살리는 식재료의 정체는 혹시 바지락이 아닐까?

"네, 맞아요. 호미로 갯벌에서 캘 때 바스락바스락한다고 해서 바지락, 그래서 바지락이에요. 제가 추천하는 봄철 최고의 식재료는 바지락입니다."

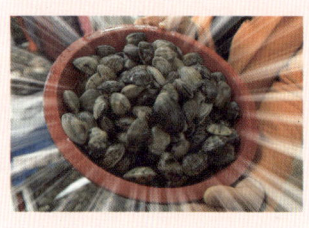

**한명화 한의사가 추천하는
천수밥상의 제철 식재료 첫 번째, 바지락**

바지락은 다양한 조개류 중에서도 가장 시원한 국물 맛을 자랑한다. 맛뿐 아니라 그 안에 베타인, 글루탐산과 같은 아미노산, 유기산 성분들이 풍부해 간의 해독 효능을 높인다고 한다.

"2월에서 4월 사이에 나는 조개가 제철이라고 할 수 있어요. 이때 조개를 먹어야 진짜 조개를 제대로 즐긴다고 할 수가 있어요. 그리고 봄에 간의 피로를 풀어주는 필수아미노산이 풍부한 식품입니다. 게다가 감칠맛이 좋아서 국물 맛이 정말 끝내주죠."

봄이 되면 국산 바지락은 킬로그램당 5천 원, 중국산 같은 경우에는 4천 원에 구입할 수 있다.

"국산도 싼 편이네요. 바지락은 쉽게 구할 수 있고 싸서 많이 이용할 수 있는 식재료인 것 같아요."

4인 가족을 기준으로 바지락을 1kg 정도 사면, 바지락찜이나 탕을 끓여 먹고도 바지락 된장찌개를 1~2번 끓여 먹을 양이 된다고 한다.

> **궁금해요!** 신선한 국산 바지락 고르는 법

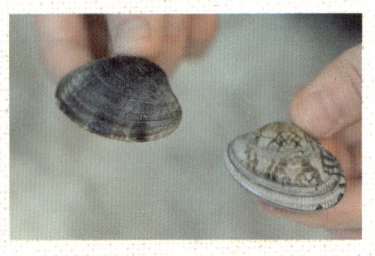

시장에 나와 있는 많은 중국산 바지락 속에서 신선한 국산 바지락은 어떻게 구별할 수 있을까? "국산 바지락이랑 중국산 바지락을 비교해보세요. 일단 눈으로 딱 봤을 때 색감이 어떠냐 하면, 국산이 좀 더 검은 느낌이 있어요. 그리고 알 크기도 보면 국산이 더 크고, 중국산이 자잘한 것들이 많아요. 또 발이 나왔다 들어갔다 하는 조개가 신선한 것이 국산이에요. 그런 모습은 국산이니까 볼 수 있는 거에요."
같은 바지락이라 하더라도 지역에 따라 색과 생김새가 달라지는데, 국산 바지락은 색깔이 짙은 반면 황토 입자가 섞인 갯벌에서 자란 중국산은 노르스름하다.

바지락으로 천수밥상 차리기

바지락은 요리보다 중요한 것이 손질이다.

"조개는 일단 껍데기에 상처가 없고 깨지지 않은 걸 선택하는 게 중요해요. 깨진 조개는 아깝다고 남겨두지 말고 과감히 버리세요. 조개의 경우에는 신선하지 않은 것을 먹었을 때 식중독 같은 것을 잘 일으켜요. 그래서 신선하지 않은 조개는 과감히 버려야 해요."

바지락은 맑은 물이 나올 때까지 껍데기를 문질러서 깨끗이 씻는다.

> ✓ 바지락은 너무 오래 씻으면 고유의 맛이 사라지므로 최대한 빠른 시간 안에 손질을 끝내야 한다.

여기에 하나 더, 가장 중요한 세척과정이 있다.

"이제 바지락 해감을 해야 해요."

갯벌에서 자라는 바지락, 그 안에 남아 있을 펄이나 모래 등을 뱉어내게 하려면 바닷물과 같은 환경을 만들어야 한다. 물 1ℓ에 천일염 30~35g 정도면 적당하다고 한다.

그런데 도대체 얼마나 해감을 해야 할까?

"시장이나 마트에서 산 경우에는 1시간 정도 해감을 하면 되고요, 해감하지 않은 바지락 같은 경우에는 3시간에서 길게는 5시간 정도 해감해주는 게 필요해요."

생각보다 해감하는 데 시간이 꽤 걸린다. 그런데 한명화 한의사에게는 해감 시간을 줄일 특별한 비법이 있다고 한다. 해감 시간을 단축시키는 비법의 재료는 무엇일까?

"바로 신문지와 숟가락입니다."

"신문지는, 바닷속이 어둡잖아요. 그래서 어두운 환경을 만들어 줘서 조개가 이물질을 뱉어내는 것을 도와주는 역할을 하고요, 그

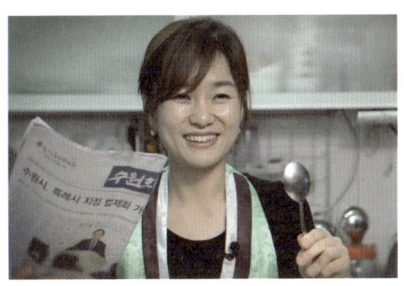

| 신문지와 숟가락

리고 이 쇠숟가락은 소금물과 만났을 때 특유의 비릿한 향을 만들어요. 그것이 이 바지락을 자극해서 갯벌을 더 잘 뱉어낼 수 있게 만들죠."

철이 들어간 수저나 가위를 소금물에 담근 다음 빛이 들어가지 않게 검은 비닐봉지나 신문지로 그릇 전체를 감싸면 된다. 이렇게 하면 1시간 해감해야 할 것을 20분만 해도 충분하다고 한다.

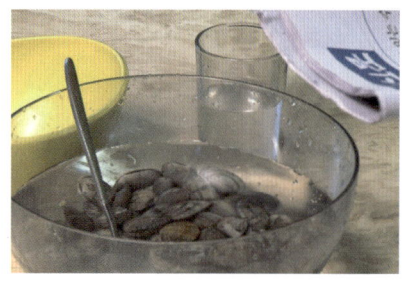 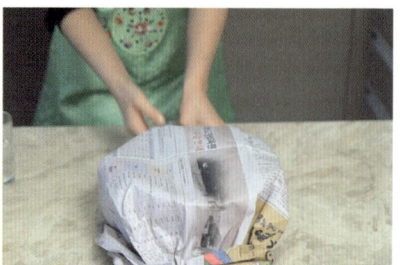

| 숟가락을 넣고 신문지를 둘러 해감하는 모습

자, 이렇게 해감까지 끝낸 바지락으로 한명화 한의사는 어떤 음식을 만들까?

"바지락밥을 지을 거에요."

1. 바지락밥

간의 기운을 되살려 기력을 높여준다는 바지락밥을 만들어보자.

바지락밥의 재료는 쌀 2컵에 바지락 500g이다. 그런데 바지락 요리를 할 때는 쌀뜨물도 중요한 재료가 된다고 한다.

"쌀을 씻을 때 첫 물은 버리고요, 두 번째 물부터 받아서 그것을 바지락 삶을 때 쓸 거에요."

쌀뜨물이 없다면 물에 정종과 같은 술을 넣고 데쳐도 된다.

"이렇게 쌀뜨물로 바지락을 삶으면 바지락 특유의 비린 맛을 잡을 수가 있어요."

팔팔 끓는 물에 바지락을 넣은 뒤 바지락 입이 2~3개 정도 벌어졌을 때 불을 끄면 된다.

"이제 이 바지락 육수로 밥을 지을 거에요."

바지락을 통째로 넣고 밥을 짓게 되면 바지락 살이 질겨지기 때문에 미리 바지락을 데쳐서 바지락 육수로만 밥을 짓는다고 한다. 그리고 바지락 살을 바르고 남은 껍데기도 밥을 지을 때 꼭 넣는다고 하는데, 바지락 껍데기에 함유된 각종 무기질이 밥에 녹아들어 영양을 높여주기 때문이다.

"조개껍데기를 먹는 건 아니고요, 밥의 육수를 시원하게 하려고 넣는 거에요."

바지락 껍데기는 밥이 다 됐을 때 건져내기 편하게 한곳에 두는 게 좋다. 술을 먹은 다음 날 해장으로도 좋다는 바지락밥. 그만큼 간에 좋은 음식이라고 한다.

"한의학에서도 바지락 같은 조개류는 술독을 풀어주고 술에 취한 것을 깨어나게 한다고 하거든요. 간의 피로에서 회복시키는 메티오닌이나 타우린 같은 단백질이 굉장히 풍부해요. 콜레스테롤을 낮춰주는 효과도 있고 매우 좋죠."

바지락 육수로 지은 밥이 다 되었다. 바지락 껍데기를 건져낸 다음, 미리 데친 바지락 살을 올리고 간장과 참기름, 다진 쪽파와 참깨로 맛을 낸 양념장을 더하면 지친 현대인들의 기력 회복에 좋은 바지락밥이 완성된다.

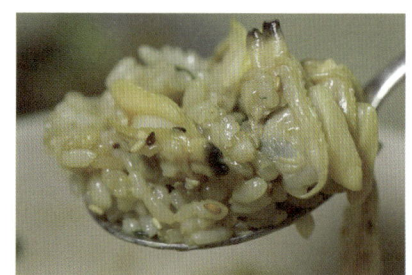

| 바지락 살을 올린 밥

"춘곤증으로 나른해하고 피로해하고, 소화불량이 있거나 식욕부진인 분들에게 바지락이 굉장히 좋고요, 빈혈이 있는 여성분들에게 바지락은 약과 같아요. 철분이 굉장히 풍부하기 때문이에요. 저 같은 경우에는, 저도 약간 과로하면 피로감이 심하고 일어났을 때 어지럽거나 하는 빈혈 증상이 있어요. 그럴 때 바지락 요리를 해 먹으면 2~3일 만에 괜찮아져요. 안색도 약간 노래졌다가도 돌아오고, 이런 효과가 있어요."

바지락밥 레시피

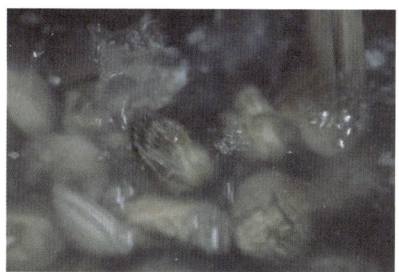
1. 팔팔 끓는 물에 바지락을 넣는다.

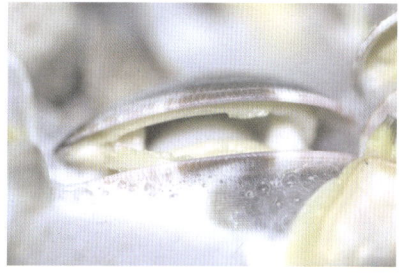
2. 바지락 2~3개가 입을 벌리면 불을 끈다.

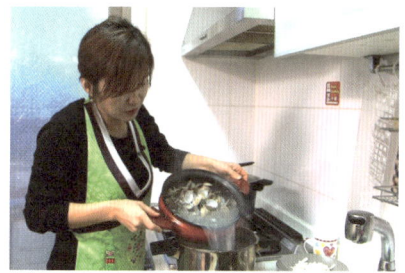
3. 육수를 밥물로 따른다.

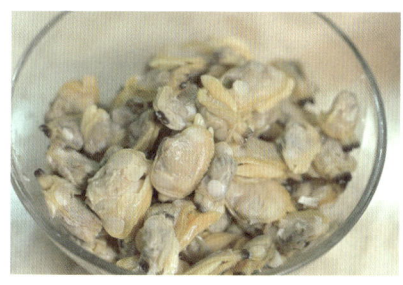
4. 바지락 살을 바른다.

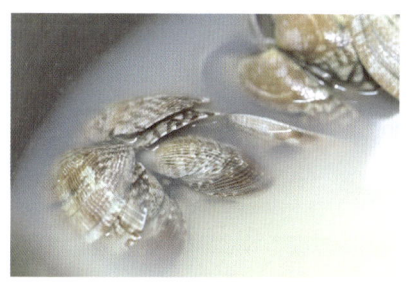
5. 밥 위 한쪽에 몰아 껍데기를 올린다.

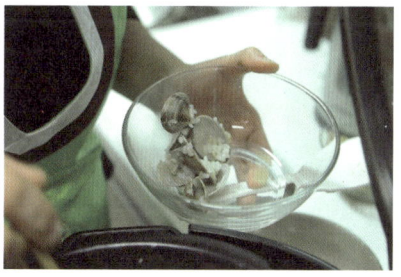
6. 밥이 다 되면 껍데기를 건져낸다.

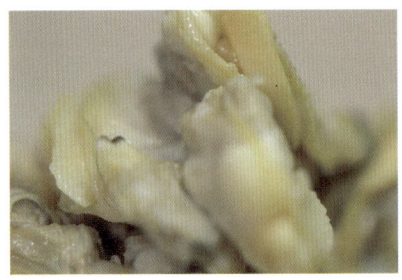
7. 밥 위에 바지락 살을 올린다.

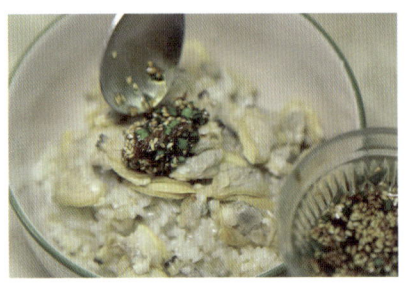
8. 양념장을 넣고 비비면 바지락밥 완성

2. 바지락 토마토찜

"이번 요리는 남자들에게 좋은 바지락 요리입니다. 여기에는 토마토가 필요해요."

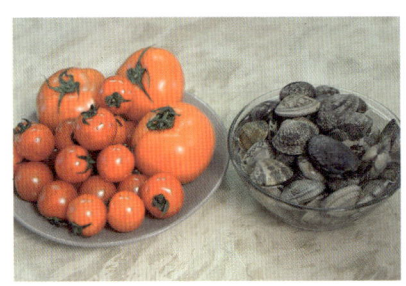
| 바지락과 토마토

봄 바지락의 효능을 높여준다는 붉은 빛깔의 토마토가 등장했다.

간 해독에 좋은 바지락과 라이코펜이 풍부한 토마토는 술과 담배 그리고 과로로 건강을 잃어가고 있는 우리나라 중년 남성들의 건강을 지켜주는 최고의 궁합이라고 한다.

"토마토는 혈액순환을 좋게 합니다. 특히 중년 남성들이 잘 생기는 문제가 전립선의 문제죠. 전립선 질환에 도움이 되는 음식이기 때문에 이렇게 함께 먹었을 때 남성들에게 최고의 궁합이라고 할 수 있습니다."

중년 남성의 건강은 물론 지친 간을 달래는 바지락 토마토찜. 어떻게 만들까?

먼저 기름을 두른 팬에 마늘과 양파, 손질한 토마토를 넣고 향이 날 때까지만 볶는다. 이렇게 하면 맛도 맛이지만 라이코펜과 같은 지용성 비타민이 우리 몸에 흡수가 잘 되도록 도와준다. 토마토가 반 정도 익었을 때 바지락을 통째로 넣는다.

"바지락을 껍데기째 쓰는 것과 속 알맹이만 쓰는 것이 사실은 맛이 달라요. 우리가 파스타를 먹을 때도, 보면 껍데기째 들어가 있잖아요. 그만큼 맛을 살리기 위해서 껍데기째 같이 쓰는 거죠."

비린 맛을 제거하기 위해 정종과 같은 술을 살짝 뿌린 다음 뚜껑을 덮고 2~3분 정도 기다린다. 바지락 살이 질겨지지 않도록 바지락 2~3개 정도가 입을 벌리면 불을 끈다.

바지락 토마토찜 레시피

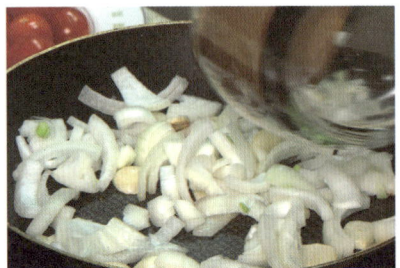
1. 마늘과 양파를 볶는다.

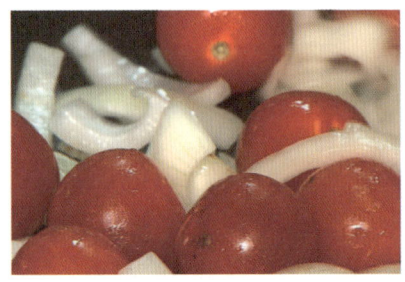
2. 토마토를 넣고 볶는다.

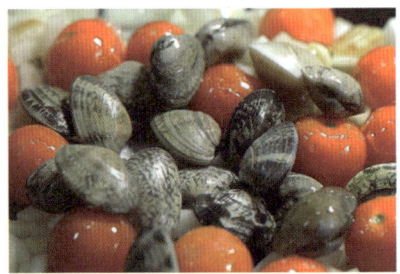
3. 바지락을 넣는다.

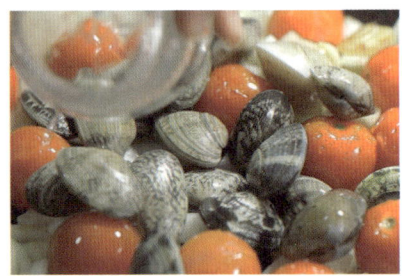
4. 정종을 넣는다.

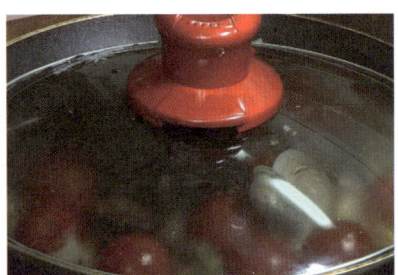
5. 뚜껑을 덮는다.

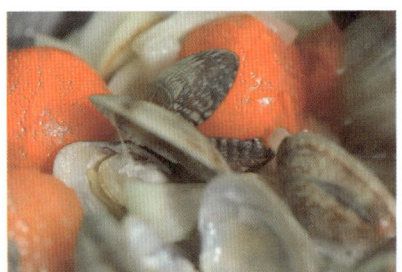
6. 바지락 2~3개가 입을 벌리면 불을 끈다.

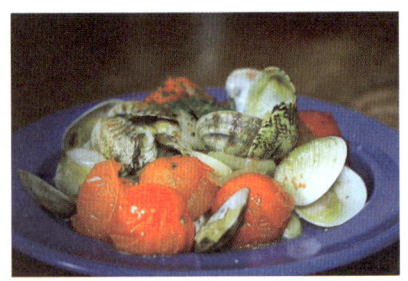

7. 바지락 토마토찜 완성

그리고 별다른 양념을 하지 않고 먹는 한명화 한의사.

"따로 간을 하지 않아요. 바지락이 짜기 때문에 소금이 들어가지 않아도 간이 딱 맞아요. 잘못 소금을 넣었다가 너무 짜질 수 있어요."

그렇다면 여성에게 좋은 바지락 요리는 없을까?

한명화 한의사는 토마토 대신 애호박을 넣고, 양파 대신 고추로 매운 맛을 살리면 여성 건강에 좋은 바지락찜이 된다고 한다.

"원래 호박 종류가 여성들 산후 부기를 빼는 데 많이 이용됐잖아요. 그럴 정도로 여성들의 노화 방지나 피부 미용에 도움이 되는 재료가 호박이에요. 그리고 비타민C가 풍부해요. 바지락은 비타민B_{12} 그리고 철분 같은 성분이 많은데, 비타민C가 풍부한 채소와 함께 먹으면 철분의 흡수를 도와줄 수가 있습니다."

간의 기운을 높여 봄에 우리를 괴롭히는 춘곤증을 말끔히 사라지게 한다는 바지락. 그런데 섭취 시 주의할 점은 없을까?

"바지락처럼 바다에서 나는 식재료들은 대부분 약간의 찬 성질을 가지고 있어요. 그래서 몸이 너무 냉한 사람이 바지락만 단독으로 먹는 건 좋지 않습니다. 그럴 땐 바지락과 따뜻한 성분을 가지고 있는 부추 같은 것을 함께 먹는다면 음식의 성질의 균형이 잡히니까 무리 없이 먹을 수 있는 것이죠."

| 궁금해요! | **바지락 보관법**

봄철에 영양이 제일 좋다는 바지락. 하지만 조개는 쉽게 상하는 식재료이기도 한데, 어떻게 보관해서 먹는 게 좋을까?
"바지락을 사오면 일단 빨리 먹는 게 제일 좋고요. 많이 사왔을 경우에는 바지락을 쌀뜨물 같은 데 살짝 데쳐요. 그래서 살을 발라낸 다음에 냉동 보관했다가 필요할 때 녹여서 먹는 게 제일 좋죠."

해감한 바지락을 쌀뜨물에 데쳐서 육수는 육수대로, 바지락 살은 살대로 얼려두면 한 달 정도 보관이 가능하다.

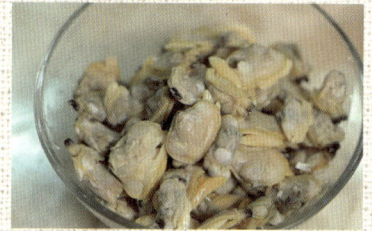

한눈에 보는 레시피

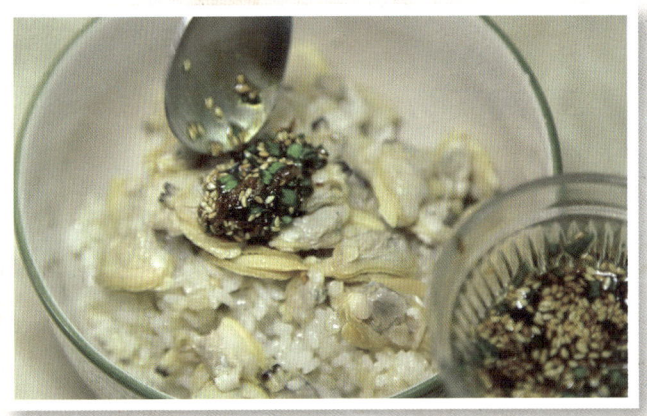

바지락밥

재료

바지락 500g, 쌀 2컵, 쌀뜨물, 양념장(간장, 참기름, 다진 쪽파, 참깨)

만드는 법

1. 쌀뜨물에 바지락을 데친 후 육수는 따로 둔다.
2. 데친 바지락은 살을 발라낸다.
3. 솥에 쌀을 씻어 준비하고 바지락 데친 물을 밥물로 사용한다.
4. 밥 위에 바지락 껍데기를 올린 후 밥을 짓는다.
5. 밥이 다 되면 껍데기를 건져낸다.
6. 밥 위에 바지락 살을 올린다.
7. 양념장으로 비빈다.

한눈에 보는 레시피

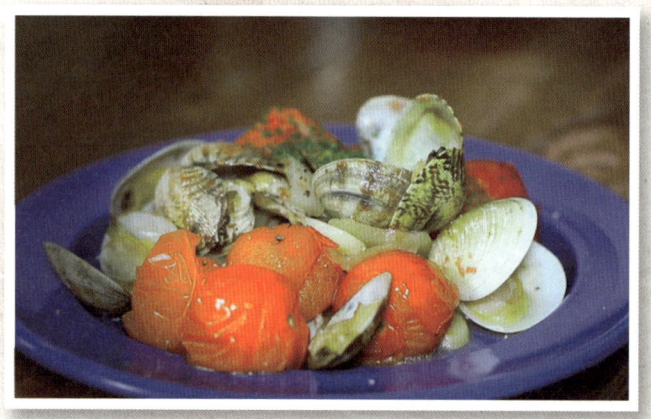

바지락 토마토찜

재료

바지락 100g, 토마토 1개, 양파 1/2개, 마늘 1/2숟가락, 정종 약간

만드는 법

1. 기름을 두른 팬에 양파, 마늘을 향이 날 때까지 볶는다.
2. 토마토를 넣고 반 정도 볶다가 반 정도 익으면 바지락을 통째로 넣는다.
3. 정종을 살짝 뿌린 다음 뚜껑을 덮고 2~3분 둔다.
4. 바지락 2~3개가 입을 벌리면 불을 끈다.
5. 여성 건강을 위한다면 토마토 대신 애호박을 넣는다.

쓴맛으로 건강 지키는 보약 나물
씀바귀

쌉쌀한 맛으로 봄철 미각을 잡는다!

나른한 몸에 생기를 불어넣어줄 제철 식재료, 이번엔 무엇일까?

한명화 한의사가 집에서도 병원에서도 수시로 즐겨 마신다는 우윳빛 깔을 띠는 흰색의 음료. 이 음료에 비법이 들어 있을까?

"네, 맞아요. 이 음료는 우유 맛이 나는데, 좀 쌉싸래한 맛도 있고 단맛도 있어요. 봄철, 피곤하고 나른할 때 커피를 많이들 마시잖아요. 그런데 이 음료를 마시게 되면 잠이 깨요. 커피는 카페인이

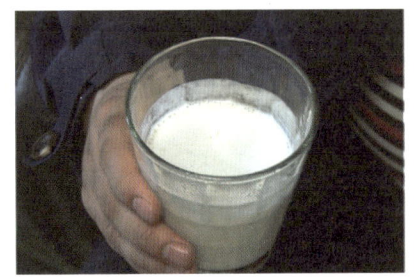

| 한명화 한의사가 즐겨 마시는 음료

들어 있어서 오히려 수면의 질이 떨어지거든요. 이건 카페인이 없어서 수면의 질도 높여주면서 피로도 풀어주고, 간도 건강하게 하는 건강 음료에요."

한명화 한의사는 봄철이면 이 음료를 커피 대신 자주 마신다고 한다.

"한의학에서는 봄이 되면 간의 기운이 약해진다고 얘기를 하거든요. 그래서 간이 쉽게 피로하고 간질환이 있으신 분들이 먹게 되면 이것이 간을 회복시키고 간의 열을 내려줘서 피로감을 회복시키는 효과를 볼 수 있어요. 특히, 쓴맛이 강해요. 이 쓴맛은 소화 기능을 도와주고 입맛을 돋워주는 효과가 있어요."

쓴맛을 지닌 의문의 식재료가 봄철 입맛을 돋우어준다는 것이다. 그 정체를 밝히기 위해 한 재래시장을 찾았다.

천수밥상 첫 번째 후보는 간 기능을 좋게 한다고 알려진 쓴맛의 민들

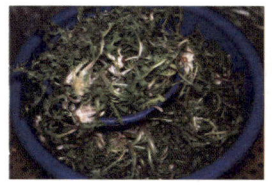
| 민들레

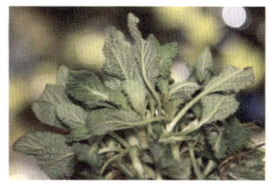
| 곰보배추

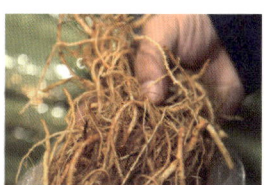
| 씀바귀

레다. 봄철, 기관지 질환에 좋은 곰보배추 역시 천수밥상의 유력한 후보다. 강원도 말로 '쏙세'라고도 하는 입맛 돋우는 씀바귀도 봄이 제철이다. 이 중에서 한명화 한의사가 추천하는 천수밥상의 식재료는 무엇일까?

"바로 씀바귀입니다."

커피 대신 봄철 피로를 풀어준다는 우윳빛깔의 음료가 바로 이 씀바귀의 즙이었던 것이다.

"잘 보면 봄나물들이 대체적으로 쓴데, 그 나물들을 꺾었을 때 하얗게 즙이 나오는 경우가 많아요. 이걸 트리테르페노이드라고 해요."

이 흰 즙이 쓴맛을 내며 인삼의 쓴맛과 같은 성분을 지닌다.

"이 쓴맛이 인삼이나 도라지에 있는 사포닌 성분과 같은 성분이고요, 사포닌이 폐의 기능을 향상시키는 효과가 있어요. 그리고 소화기능을 돕고 식욕을 돋워주거든요. 그래서 그 쓴맛이 식욕을 좋게 한다는 부분이 과학적으로도 입증된 셈이에요. 그뿐만 아니라

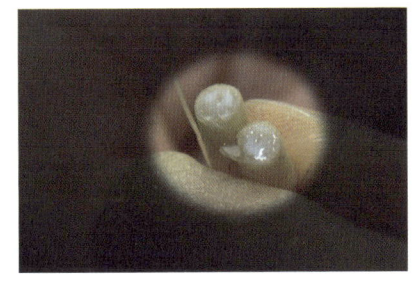
| 씀바귀의 흰 즙

콜레스테롤도 줄여줘서 항산화 성분인 토코페롤보다 무려 7배나 효과가 높다는 연구 결과가 있습니다. 또, 《중약대사전》이라는 책이 있어요. 그 책에 보면 만성 기관지염의 치료에 씀바귀라는 재료를 달여 먹고 좋았다는 임상치료 사례가 있습니다."

약재로도 쓰인다는 씀바귀의 또 다른 장점은 바로 저렴한 가격이다.

"한 근에 200g인데요, 3천 원 정도 해요."

몸에 좋고 값은 싸니 참 좋은 봄철 보약이다.

궁금해요! 좋은 씀바귀 고르는 법

씀바귀는 어떤 것을 고르는 것이 좋을까?
"씀바귀를 고를 때 유의점이 하나 있는데, 씀바귀는 뿌리가 길고 굵기가 가는 게 좋아요. 그리고 잔털이 없는 게 좋고요. 간혹 고들빼기와 혼동하는 경우가 많은데, 고들빼기 같은 경우에는 뿌리가 좀 더 굵고 짧은 경향이 있어요. 맛도 씀바귀는 굉장히 쓴 반면에 고들빼기는 약간 맵고 쌉싸래한 맛이 있어요."

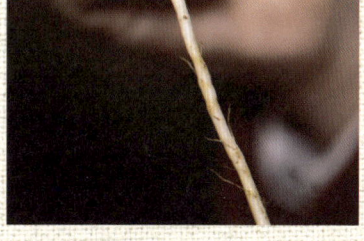

씀바귀로 천수밥상 차리기

몸에는 좋지만 입에는 쓴 씀바귀, 하지만 쓴맛을 맛있게 즐길 수 있는 방법이 있다고 한다.

우선 씀바귀는 뿌리를 먹는 봄나물이기 때문에 뿌리에 묻은 흙을 여러 번 씻어주어야 한다.

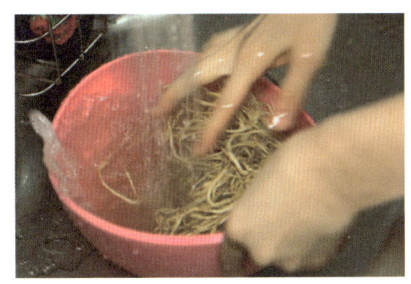
| 씀바귀를 씻는 모습

"씀바귀는 일단 흙이 많이 묻어 있거든요. 그래서 흙을 충분히 털어내고 흐르는 물에 여러 번 씻어줘야 해요. 그리고 또 한 가지 중요한 손질법이 있어요."

한명화 한의사가 씀바귀를 손질하기 위해 가지고 나온 것은 다름 아닌 쌀뜨물이다.

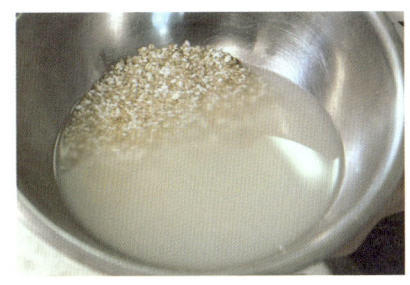
| 쌀뜨물

"씀바귀를 먹어보면 굉장히 쓰거든요. 밥반찬으로 먹기에는 너무 약 같은 맛이 나요. 그래서 이 쓴맛을 약간 완화해서 먹으면 맛있게 먹을 수가 있어요. 바로 이

쌀뜨물의 전분이 씀바귀의 쓴맛을 완화해주고 아린 맛도 빼주는 효과가 있어요."

> ✓ 씀바귀를 쌀뜨물에 담가두면 쓴맛이 감소하여 반찬으로 요리해 먹기에 좋다.

씀바귀를 쌀뜨물에 30분 정도 담가두었다. 과연 쓴맛이 어느 정도 빠졌을까?

"먹어보면, 아까는 굉장히 썼는데 지금은 쓴맛이 있다는 정도가 되었어요. 아까보다 훨씬 나아요. 입에 남는 쓴맛은 약이에요."

1. 씀바귀 대추무침

한명화 한의사가 추천하는 봄철 미각과 건강을 깨우는 음식은 씀바귀 무침이다.

"보통 씀바귀는 나물로 많이 먹잖아요. 그래서 나물 요리를 할 건데, 특별한 재료를 하나 추가할 거에요. 바로 대추입니다. 대추의 단맛이 씀바귀의 쓴맛을 완화해주기 때문에 함께 요리하면 좋아요."

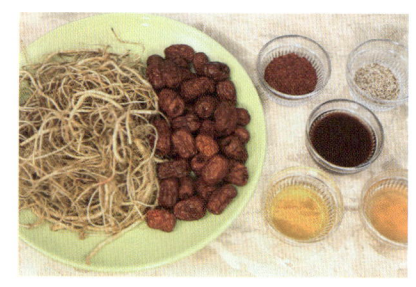

| 씀바귀 대추무침 재료

씀바귀 무침을 만들기 위해 갖은 양념과 씀바귀 그리고 함께 먹으면 좋은 대추를 준비한다.

씀바귀는 먹기 좋은 크기로 썰고, 대추도 씨를 빼서 채썰어 넣는다. 여기에 고추장을 더하는데, 한명화 한의사는 봄나물마다 특성에 맞는 양념을 따로 넣어주는 것이 좋다고 한다.

"사실 씀바귀를 약으로 쓸 때는 이 쓴맛을 강화해서 쓰게 돼 있어요. 쓴맛이 열도 내려주고, 간도 건강하게 하고, 식욕도 돋우고 하거든요. 그런데 우리가 음식으로 먹을 때는 이 약성을 치우치지 않게 중화시켜 먹게 되거든요. 씀바귀가 차기 때문에 고추나 고추장 같은 열한 음식을 함께 먹으면 그 성질이 완화돼요."

| 궁금해요! | 봄나물 양념공식 |

더덕이나 씀바귀처럼 찬 성질의 쓴 나물은 고추장, 맛이 쌉싸래한 냉이와 취나물은 된장 그리고 특유의 향이 나는 봄동이나 참나물은 액젓이 어울리며, 달래나 부추처럼 양념장으로 쓰는 나물은 간장에 버무리는 것이 좋다.

씀바귀에 고춧가루를 넣어 칼칼한 맛을 더하고 매실액이나 꿀을 넣고 버무리면 단맛과 쓴맛, 매운맛이 조화롭게 어우러진 씀바귀 대추무침이 완성된다.

씀바귀 대추무침 레시피

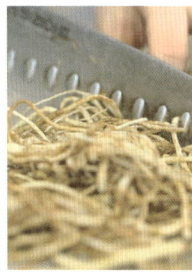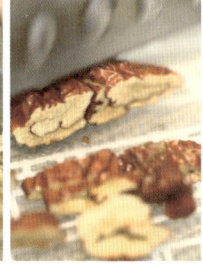

1. 씀바귀와 대추를 썰어 섞는다.

2. 고추장을 넣는다.

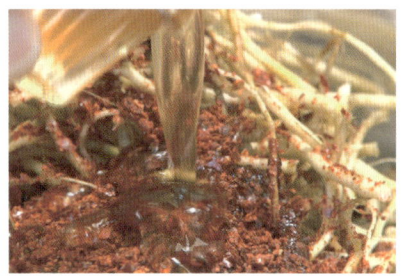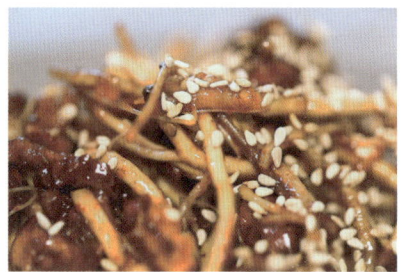

3. 고춧가루, 참기름, 매실액이나 꿀을 넣고 버무린다.

4. 깨를 뿌리면 씀바귀 대추무침 완성

2. 씀바귀 우유

이어서 한명화 한의사는 봄철 춘곤증과 피로를 쫓는 건강식으로 씀바귀 우유를 권한다.

재료로 씀바귀와 우유, 꿀이나 매실액, 잣을 준비한다.

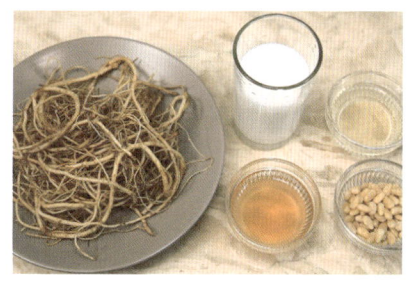

| 씀바귀 우유 재료

그런데 씀바귀과 우유의 조합이 낯설다. 씀바귀를 우유와 먹으면 좋은 점이 있을까?

"그럼요. 우유는 고단백, 고지방 음식이거든요. 그래서 우유를 많이 마시게 되면 몸에 콜레스테롤이 높아질 수 있어요. 그런데 이렇게 씀바귀랑 함께 먹게 되면 씀바귀가 콜레스테롤을 낮춰주기 때문에 굉장히 좋은 궁합이라고 할 수 있어요. 또 이 우유의 고소한 맛이 씀바귀의 쓴맛을 잡아주는 효과도 있습니다."

씀바귀에 우유를 넣고 꿀이나 매실액으로 단맛을 더한 뒤 모든 재료를 믹서에 갈아주기만 하면 손쉽게 씀바귀 건강 음료를 만들 수 있다. 이때, 잣과 같이 불포화지방산이 풍부한 견과류를 얹어 함께 먹으면 더욱 좋다.

씀바귀 우유 레시피

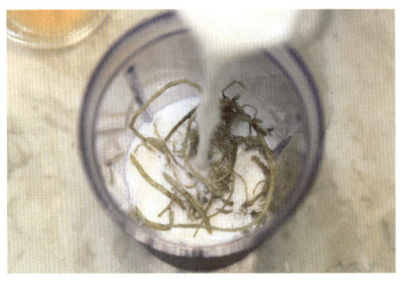
1. 믹서에 씀바귀와 우유를 넣는다.

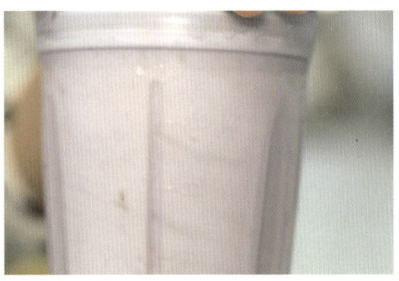
2. 꿀이나 매실액을 넣어 간다.

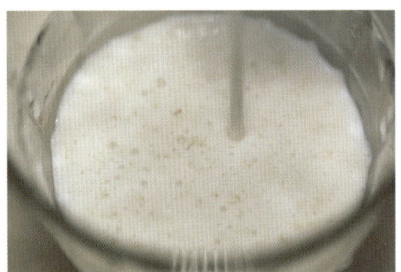
3. 컵에 담는다.

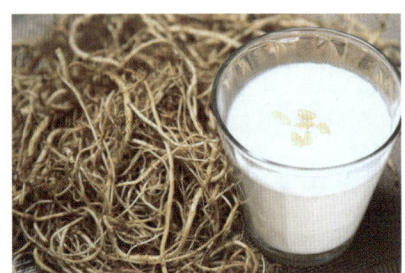
4. 잣을 올리면 씀바귀 우유 완성

3. 씀바귀 두유죽

"그런데 우유를 잘 소화시키지 못하는 사람들이 많아요. 특히 한국 사람들이 그런데, 그런 경우에는 두유로 대체할 수 있어요. 여기에 쌀만 넣으면 맛있는 한 끼 식사도 만들 수 있습니다."

씀바귀를 죽으로 만들 때는 우선 불린 쌀을 물과 함께 곱게 간 다음 냄비에 넣는다. 씀바귀도 물과 함께 갈아서, 미리 갈아놓은 쌀과 섞어

10분 정도 끓인다. 어느 정도 끓으면 두유를 넣고 5분 정도 더 끓인 뒤 소금으로 간을 한다. 그런데 여기에 재료를 한 가지 더 추가하면 죽의 효능이 더욱 높아진다고 한다.

"씀바귀 두유죽에 들어가는 재료들은요, 대부분 다 찬 성질의 재료에요. 그런데 후추는 성질이 따뜻해서 찬 성질을 중화하는 효과가 있어요. 후추의 약성 중에 통효작용이 있거든요. 그건 막힌 것을 뚫어준다는 뜻이에요. 그래서 영양분이 잘 순환되어서 흡수될 수 있도록 후추를 넣습니다."

마지막으로 후추를 뿌려주면 한 끼 식사로 거뜬한 씀바귀 두유죽이 완성된다.

씀바귀 두유죽 레시피

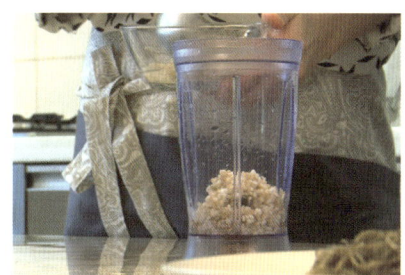

1. 불린 쌀과 물을 믹서에 넣는다.

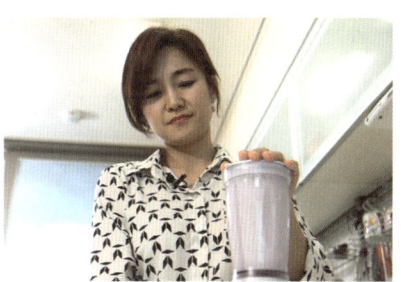

2. 쌀과 물을 간다.

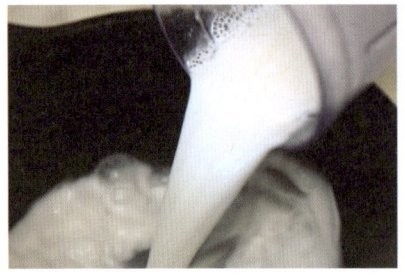

3. 냄비에 붓는다.

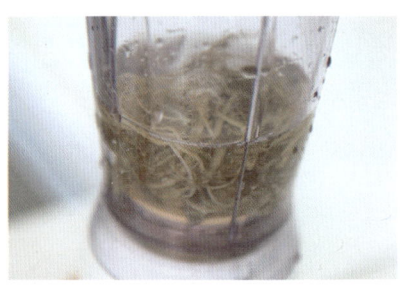

4. 씀바귀와 물을 믹서에 간다.

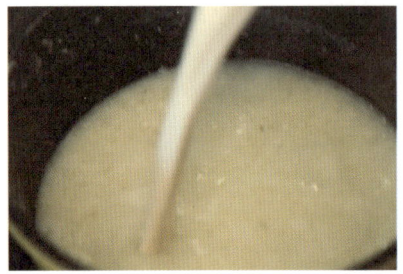

5. ③의 냄비에 붓고 끓인다.

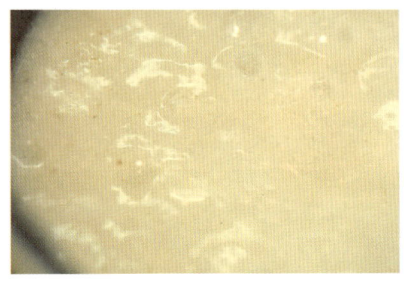

6. 끓으면 두유, 소금을 넣고 5분 정도 더 끓인다.

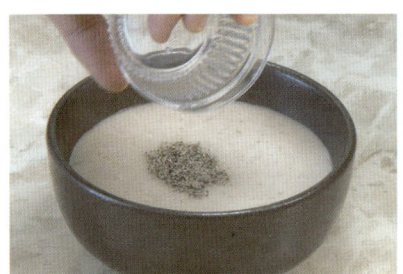

7. 후추를 뿌린다.

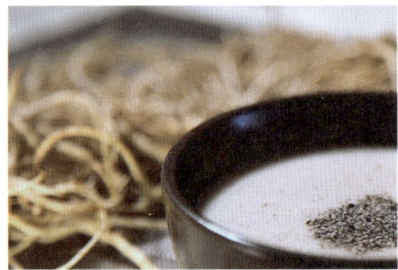

8. 씀바귀 두유죽 완성

그런데 씀바귀는 먹을 때 주의해야 할 체질이 있다고 한다.

"씀바귀가 성질이 차다 보니까 주의해야 할 분들이 있어요. 만약에 우유를 마시고 설사를 자주 하거나 평상시에 좀 설사하거나 맥주를 마시면 설사를 하는 분들, 손발이 찬 분들, 이런 분들은 속이 냉한 분들이에요. 이런 분들이 씀바귀를 먹을 때는 양념으로 중화시켜서 먹거나 많이 먹지 않는 것이 좋습니다."

한눈에 보는 레시피

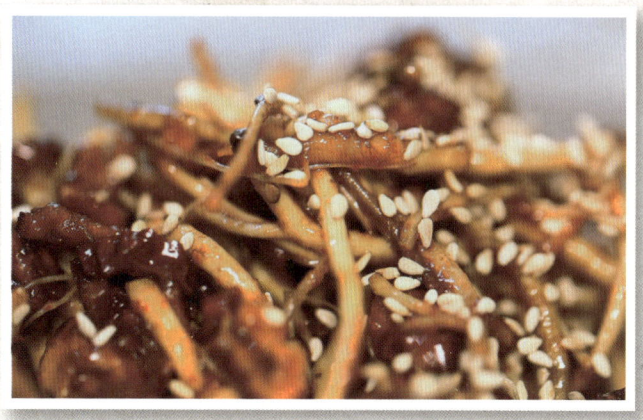

🥣 씀바귀 대추무침

재료

씀바귀 200g, 대추 10개, 고추장 1숟가락, 고춧가루 1/2숟가락, 매실액 1/2컵, 참기름·참깨 약간씩

만드는 법

1. 씀바귀는 먹기 좋은 크기로 썬다.
2. 대추는 씨를 빼고 채썬다.
3. 씀바귀와 대추를 섞고 고추장을 넣어 버무린다.
4. 고춧가루, 참기름, 매실액이나 꿀을 넣고 버무린다.
5. 참깨를 뿌린다.

한눈에 보는 레시피

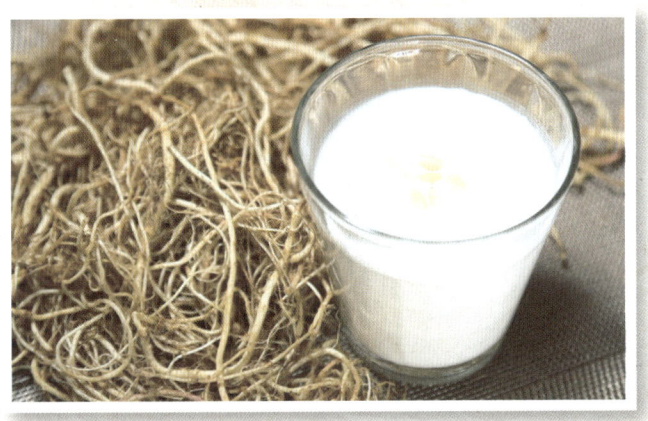

씀바귀 우유

재료

씀바귀 50g, 우유 1잔, 꿀이나 매실액 2숟가락, 잣 약간

만드는 법

1. 믹서에 씀바귀와 우유를 넣는다.
2. 꿀이나 매실액을 넣고 간다.
3. 잣을 올린다.

한눈에 보는 레시피

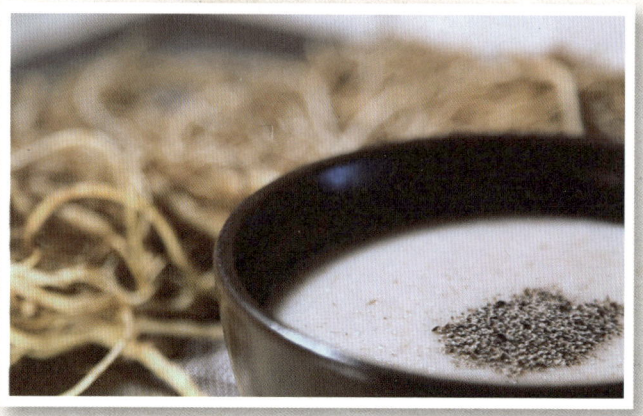

🍲 씀바귀 두유죽

재료

씀바귀 50g, 두유 1잔, 쌀 1컵, 소금 1/2순가락, 후추 약간

만드는 법

1. 쌀을 불려 물과 함께 믹서에 넣어 간 뒤 냄비에 붓는다.
2. 씀바귀와 물을 믹서에 넣어 간 뒤 1과 섞어 10분 정도 끓인다.
3. 끓으면 두유와 소금을 넣고 5분 정도 더 끓인다.
4. 후추를 뿌린다.

천금과도 같은 채소
상추

흔한 식재료로 꿀잠을 자자!

만물이 기지개를 켜는 봄. 그러나 몸은 소생하는 자연과 다르게 나른하기 마련이다. 한명화 한의사는 이 나른함을 깨기 위해 식사 후 산책을 한다.

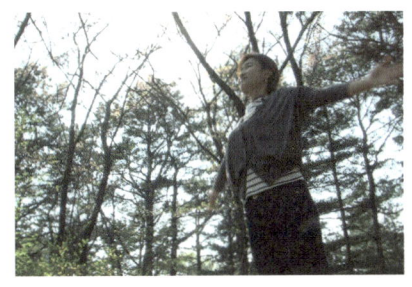
| 산책하는 한명화 한의사

"봄철에는 춘곤증도 있고 졸리잖아요. 그럴 때마다 밥 먹고 나서 15~20분 정도 걸어주면 잠이 깨더라고요. 실제로 산책이 춘곤증에 도움이 돼요. 춘곤증은 일단 머리에 혈액이 덜 가면서 생기거든요. 이렇게 가볍게 걷다 보면 혈액순환이 좋아지고, 더불어서 머리 등의 혈류도 좋아져서 잠 깨는 데 도움이 돼요."

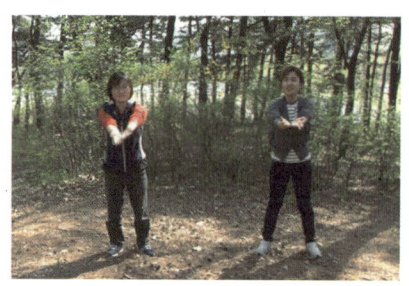 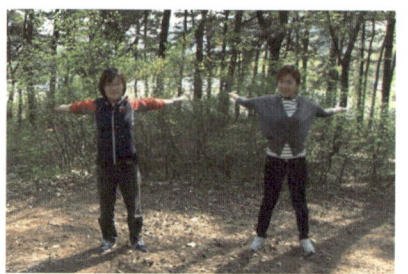

| 춘곤증을 쫓는 간단 운동법

또한 심폐 기능을 깨워 잠을 쫓아내는 손쉬운 동작도 있다고 한다.

"굉장히 간단해요. 양손을 앞에 놓고 엄지손가락을 마주 대요. 팔을 상방향 45도로 뻗어주는 거에요. 이렇게 해서 다섯 번 반복해요. 다음번엔 새끼손가락을 부딪치고 45도로 똑같이 다섯 번 반복하는 거에요."

이밖에도 혈자리를 자극해 머리를 맑게 해줄 수 있다고 한다.

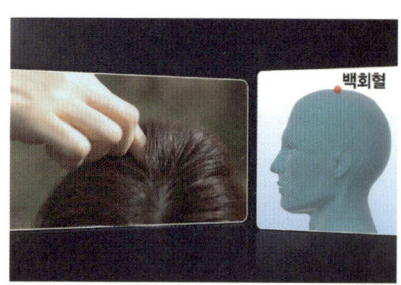

| 백회혈

"첫 번째 혈자리는 백회라는 혈자리에요. 양쪽 귀 가장 높은 점에서 수직으로 올라오면 정중앙에 만나는 곳이 있어요. 거기를 만져보면 쏙 들어가는 게 느껴지는데, 그 부위를 주먹을 쥐어서

손끝의 마디로 1~2분 정도 꾹 눌러줘요. 이 자리가 의식 각성에 좋고 신경쇠약, 불면증에 다 좋아요. 그래서 꾹 누르고 있으면 굉장히 시원하게 느껴져요."

정수리 부분에 해당하는 백회혈을 손으로 꾹꾹 눌러 자극하면 우리 몸의 순환을 도와준다.

그리고 귀에서 2cm 정도 윗부분에 위치한 솔곡혈은 편두통과 불면증에 효과를 볼 수 있다고 한다.

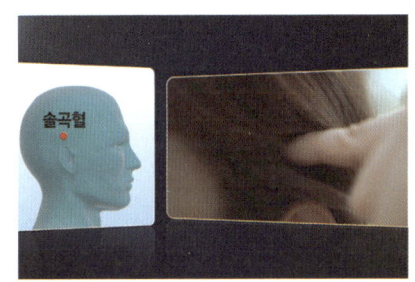

| 솔곡혈

이런 간단한 체조도 춘곤증에 도움이 되지만, 더 중요한 것이 있다는 한명화 한의사.

"물론 지압법도 춘곤증을 이겨내는 데 굉장히 도움이 돼요. 하지만 근본적인 대책이 필요한데, 춘곤증을 타파하려면 기본적으로 밤에 숙면을 취하는 게 중요합니다. 그래서 이번에 천수밥상에서 소개할 식재료는 잠을 잘 자게 하는 식재료입니다."

잠을 잘 자게 하는, 숙면을 취하게 하는 식재료가 있다는 게 놀랍다.

"봄이 되면 몸의 신진대사가 활발해지면서 비타민류가 겨울보다 2~3배 이상 필요해요. 그래서 비타민이 풍부한 음식을 먹어서 피로를 해소해주는 게 중요하거든요."

비타민이 풍부한 식품이라면 혹시 과일이 아닐까?

"경산 대추가 보이네요. 이 대추가 한의학에서 잠을 편안히 하는 데 쓰여요. 과육 자체가 달아서 마음을 편안히 해주고 포만감도 높여주는데요, 여기서 중요한 건 대추씨에요. 씨까지 달여 먹으면 잠자는 데 굉장히 도움이 많이 됩니다. 그리고 바나나 있잖아요, 이것도 잠자는 데 굉장히 좋은 과일이에요. 바나나는 칼륨, 마그네슘 성분이 굉장히 풍부한데, 그건 우리 몸의 근육을 이완시켜주는 영양소에요. 그래서 밤에 몸이 긴장되어 잘 못 자는 것을 편안하게 해주는 작용이 있습니다. 그 외에도 칼슘도 풍부하거든요. 칼슘은 마음을 편안히 해줘요. 그래서 잠이 안 오는 경우에 바나나를 갈아서 먹고 자면 도움이 되죠."

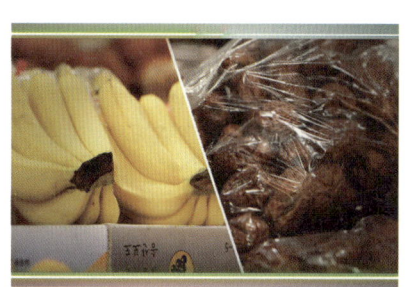

| 바나나와 대추

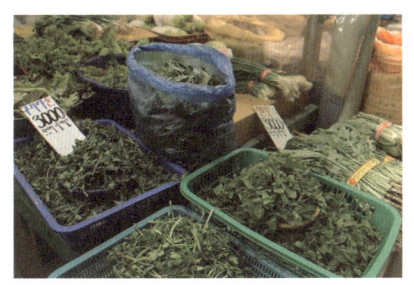

| 재래시장의 각종 채소들

몸을 이완해주는 바나나와 마음을 편안하게 해주는 대추, 그렇다면 이 중에서 천수밥상의 주인공은 무엇일까?

"미안하지만 둘 다 아닙니다. 이 과일들도 잠을 자는 데 도움이 되지만 제가 추천하고 싶은 식재료는 바로 천금채라고 불리는 채소입니다."

천금채? 처음 들어보는 이름이다.

"천금채, 천금이나 되는 채소라는 뜻이거든요."

천금이나 된다면 굉장히 비싼 채소라는 말인데, 이름도 생소한 이번 식재료는 과연 어떤 채소일까?

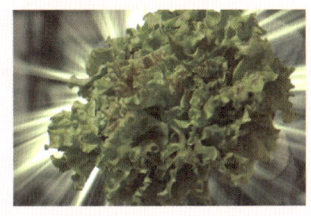

**한명화 한의사가 추천하는
천수밥상의 제철 식재료 세 번째, 상추**

요즘은 그야말로 흔한 쌈채소로 알려진 상추. 하지만 고려시대에는 특산품으로 인정받으며 천금을 주고 사야 할 정도로 귀한 채소라 하여 천금채로 불렸다.

과일과 더불어 각종 비타민과 무기질의 보고인 채소. 그런데 한명화 한의사가 이 채소들 중에서 집어 드는 것은 바로 상추였다.

"제가 이번 천수밥상에서 소개할 숙면을 부르는 식재료는 바로 천금채라고 부르는 상추입니다."

우리가 흔히 밥상에서 보는 채소인 상추는 어떤 효능이 있는 것일까?

"열을 내려주고 가슴을 아주 시원하게 해줍니다. 그래서 오장을 편안하게 해주고 해독 능력이 있는 채소로 이야기하고 있어요. 여름에 화상을 입어서 아린 통증이 있을 때 상추즙을 바르면 실제로 도움이 돼요. 그리고 최면효과가 있어서 마음을 편안히 하고 잠도 잘 자게 해주는 채소에요."

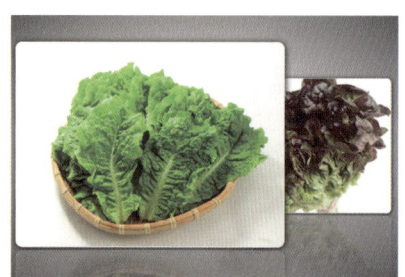

| 청상추

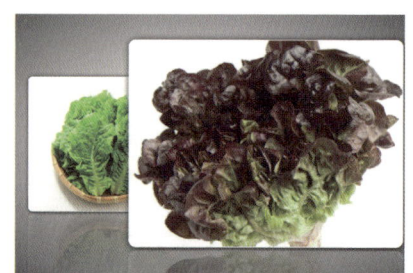

| 적상추

> **궁금해요!** 좋은 상추 고르는 법

좋은 상추를 고를 때 눈여겨보아야 할 점은 무엇일까?

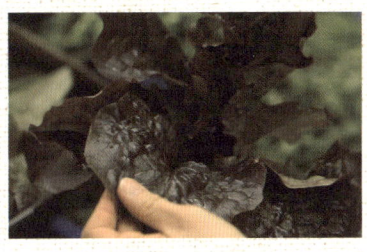

"끝 부분을 보면 시든 곳이 아무 데도 없잖아요. 이런 게 싱싱한 거고, 속을 들춰봤을 때 검은 반점 같은 게 많은 것들이 있어요. 그건 무른 거거든요. 싱싱하지 않은 거니까 피하도록 하세요. 그리고 잎을 보면 줄기가 있는데, 줄기가 너무 굵지 않고 가는 것이 좋아요. 크기는 큰 것들이 많은데, 큰 건 고소한 맛이 떨어져요. 작은 게 고소한 맛이 좋거든요. 용도에 따라서 결정하면 되는데, 너무 크지 않고 손바닥 정도 크기가 좋아요. 이렇게 꺾어봤을 때 하얀 즙이 나오는 게 싱싱한 거에요."

상추 줄기에 하얀 즙이 풍부한 것이 좋다고 한다.

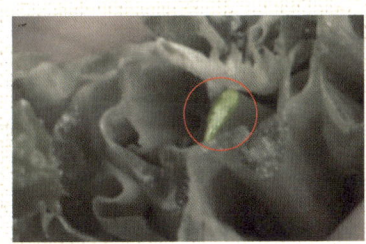

상추를 꺾었을 때 나오는 쌉쌀한 맛의 하얀 즙. 락투카리움은 신경을 안정시키고 진통·최면 효과가 있어 잠을 잘 오게 하는 성분이라고 한다.

상추는 종류에 따라 그 맛이 조금씩 다르다. 부드럽고 고소한 맛의 청상추는 주로 쌈에 어울리고 씁쌀한 맛의 적상추는 겉절이에 쓰면 좋다.

봄철 상추는 한 바구니에 2천 원 정도 한다. 넉넉한 인심에 덤을 주는 시장에서 산다면 온 가족이 저녁 한 끼니는 너끈히 먹을 수 있을 정도다.

상추로 천수밥상 차리기

보통 생으로 즐겨 먹기 때문에 상추는 꼼꼼하게 씻어주는 것이 중요하다.

"상추 같은 경우는 굉장히 앞 뒷면으로 움푹움푹 팬 것이 많아요. 그래서 이런 부분에 이물질이나 농약 등이 묻어 있을 수 있어요. 특히 앞

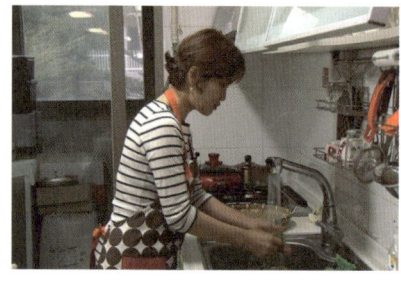
| 상추 씻는 한명화 한의사

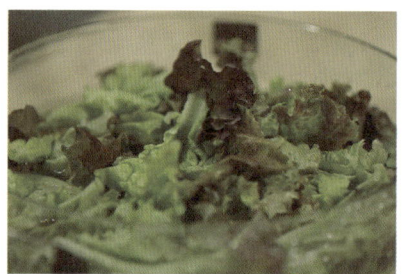
| 식초물에 담긴 상추

면보다는 뒷면이 움푹 팬 곳이 많거든요. 그런 곳에 벌레 알들이 붙기 쉬워요. 그래서 뒷면을 특히 깨끗하게 씻어주어야 해요."

한명화 한의사는 상추를 손질할 때 꼭 식초를 넣는다고 한다.

"식초를 한두 방울 정도 타서 담가두면 상추가 훨씬 싱싱해져요. 이렇게 해서 10분 정도 담가두면 돼요."

궁금해요! 싱싱하게 상추 보관하는 법

쉽게 짓무르는 상추는 보관법도 중요하다.
"상추가 맞닿아서 눌리면 짓물러요. 짓무르면 사람 몸에 염증이 나듯이 전체적으로 전달되면서 짓무르게 되어 있거든요. 그래서 상추를 꽃다발처럼 세우고 물기를 빼서, 이렇게 올려서 보관하면 좀 더 신선하게 보관할 수 있어요."
좀 더 장시간 보관하려면 비닐봉지를 부풀려 상추 잎이 맞닿는 부위를 최소화시켜주면 된다.

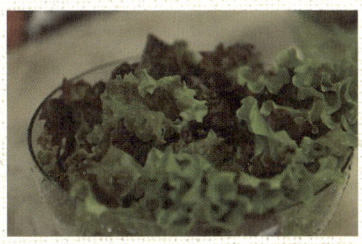
| 꽃다발처럼 물기를 빼서 보관한다.

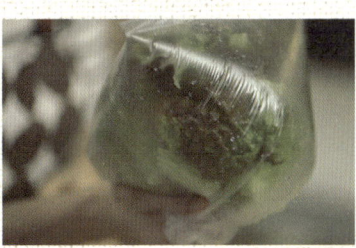
| 부풀린 비닐봉지에 넣어 보관한다.

시든 상추 또한 먹기 전에 식초물에 10분 정도 담가두면 싱싱하게 되살아난다고 한다.

하우스 재배로 사계절 맛볼 수 있는 상추, 하지만 봄철에 먹어야 하는 이유가 있다고 한다.

"늦봄이 상추의 제철이기도 하고, 봄의 끝자락에 여름이 시작되는 때가 되면 슬슬 몸에 열이 오르고 밖도 더워지고 하면서 찬 음식을 많이 찾게 돼요. 아이스커피 등 찬 음료들을 많이 마시는데, 상추는 몸의 열을 내려주는 효과가 있어요. 그리고 잠도 잘 자게 해서 몸의 컨디션도 회복시키고 비타민류도 굉장히 풍부하게 들어 있어 좋아요. 여름을 앞두고 상추를 많이 먹으면 좀 더 시원하게 더위를 이겨낼 수 있을 것 같습니다."

1. 상추 겉절이

그렇다면 한명화 한의사가 소개할 숙면을 부르는 상추 활용법, 어떤 것들이 있을까?

"어떤 요리보다 쉬운 상추 겉절이를 할 거에요. 그런데 상추 겉

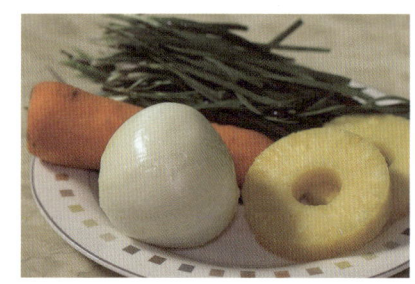

| 상추 겉절이 재료

절이를 그냥 하기보다 상추와 궁합이 맞는 재료를 함께 넣어서 먹으면 건강에도 좋고 맛도 좋은 요리를 즐길 수 있어요."

상추와 궁합이 맞는 식재료로는 양파와 부추가 제격이다.

"일단 상추가 메인이고요. 그런데 메인 요리가 차요. 우리가 음식을 하게 되면 많이 먹고, 여러 체질의 사람들이 먹잖아요. 그래서 성질을 치우치게 하지 않고 평하게 하려고 하는 특성이 있어요. 그래서 찬 상추에다가 온성이 있는 양파나 부추를 함께 넣는 거죠."

상추는 3등분으로 썰고 양파, 부추, 당근은 채썰어 준비한다.

"그다음에 겉절이에서 가장 중요한 양념장을 만들 거에요. 양념장 만들기가 누구나 다 아는 것 같아도 은근히 어렵다고 하시는데요, 사실 양념장을 만드는 순서가 있어요."

양념장 재료는 설탕, 식초, 간장, 고춧가루, 다진 마늘, 참기름이다. 그런데 이 양념장 재료를 넣는 순서에 따라 맛이 달라질 수 있다고 한다.

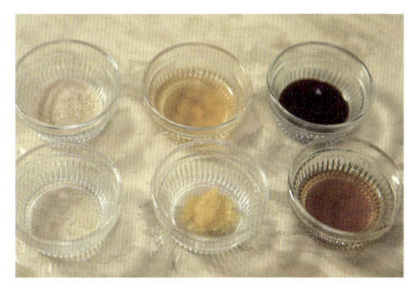

| 상추 겉절이 양념장 재료

"순서를 잘 맞춰야 양념장에 들어간 재료들이 잘 녹아들 수 있어요. 예를 들어, 기름을 먼저 넣어버리면 뒤에 물에 녹아야 할 재료들이 녹지 않게 되고 겉돌게 되는 거거든요. 그래서 순서가 중요하고, 그다음은 비율이죠."

설탕, 식초, 간장은 같은 양을 넣되, 가루-액체-기름 순서로 넣는 것이 중요하다. 설탕과 같은 가루 재료를 먼저 충분히 녹인 후 고춧가루나 마늘과 같은 건더기 재료를 넣어주고, 가장 마지막에 기름을 넣어야 모든 재료들이 겉돌지 않고 조화롭게 섞인다고 한다.

황금비율의 양념장 레시피

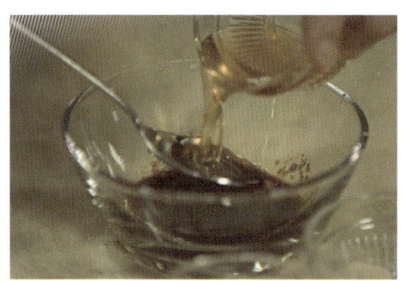

1. 설탕과 같은 가루 재료를 녹인다.

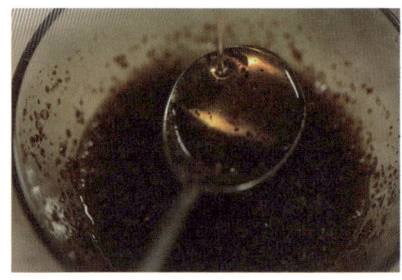

2. 고춧가루, 다진 마늘과 같은 건더기 재료를 넣어준다.

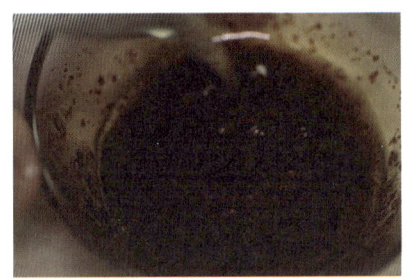
3. 가장 마지막에 기름을 넣고 섞는다.

이렇게 황금비율의 양념장을 만들어놓으면 채소와 함께 밥 한 그릇을 뚝딱 비울 수 있다.

이제 완성된 양념장과 상추를 버무리기만 하면 되는데, 버무리는 방법에도 노하우가 있다고 한다.

"보통 우리가 겉절이라고 하면 손맛이라고 해서 손으로 많이 무치잖아요. 그런데 이 상추 겉절이 같은 경우에는 아삭함을 살리려면 최대한 손의 열기가 덜 가는 게 좋아요. 그래서 젓가락으로 버무려주면 좋습니다. 버무리고 나서 마지막에 풍미를 더해줄 재료가 있어요. 바로 이 파인애플이에요."

상추 겉절이에 파인애플이나 사과와 같은 새콤한 과일을 갈아 넣어주면 맛은 물론, 소화에도 도움이 된다고 한다.

"파인애플은 비타민C도 많고 브로멜라인이라고 해서 소화를 돕는 효소가 있어요. 보통 상추 겉절이를 고기를 먹으면서 많이 먹잖아요. 이 파인애플이 고기를 먹고 나서 소화를 시켜주는 작용이 굉장히 탁월해요. 그래서 고기 재워놓을 때 파인애플에 많이 재워놓거든요."

상추에 부족한 비타민C를 보충하고 육류의 소화를 돕는 초간단 건강식, 천수밥상의 상추 겉절이가 이렇게 완성되었다.

상추 겉절이 레시피

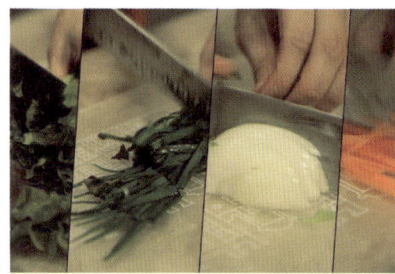

1. 각 재료를 썬다.

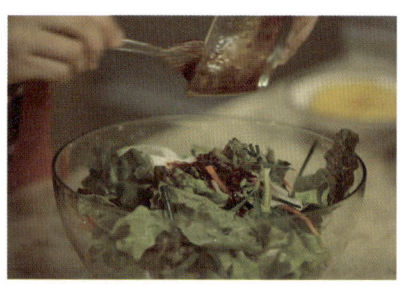

2. 양념장을 만들어 상추와 채소를 버무린다.

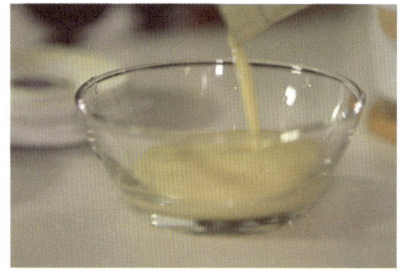

3. 파인애플 즙을 준비한다.

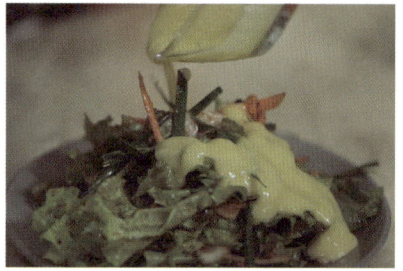

4. ②에 파인애플 즙을 뿌린다.

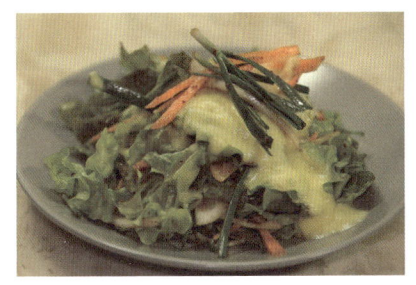 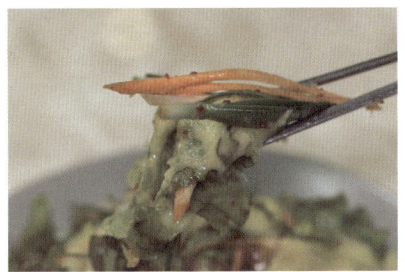

5. 상추 겉절이 완성

2. 상추 된장국

"상추를 사면 쌈으로 먹다가 겉절이, 샐러드 이런 식으로 먹게 되죠. 상추가 싸다 보니까 많이 사요. 많이 사서 냉장고에 넣어두면 시들기 시작하거든요. 그러면 어떻게 처리할지 고민이 되는 경우가 많은데, 그런 경우에 활용할 수 있는 상추 요리법을 알려드리려고 해요. 바로 상추 된장국입니다."

상추로 국을 끓인다는 말은 처음 들어보지만 시든 상추의 효능을 높여 먹는 법으로 국이 좋다고 하니 상추 된장국 만드는 법을 함께 알아보자.

재료는 상추와 된장, 두부 그리고 각종 채소를 준비한다. 멸치와

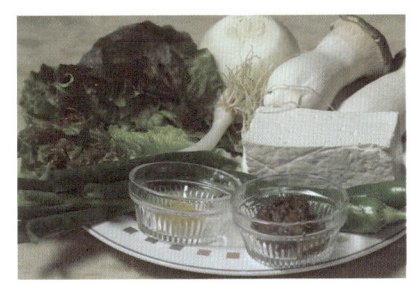

| 상추 된장국 재료

다시마, 파뿌리 그리고 건표고버섯도 준비해 육수를 먼저 낸다.

"육수를 내어서 한번 끓여줍니다."

육수가 끓는 동안 상추에 간이 배도록 된장에 버무린다.

"상추는 굳이 썰 필요는 없어요. 된장을 적당량 넣어서 무쳐줍니다."

된장은 밍밍한 상추의 맛을 살려줄 뿐만 아니라 부족한 단백질을 보충해줄 수 있다.

"실제로 상추의 약성을 이용하고자 할 때는 이렇게 먹는 것이 좋고요, 여기에다 녹차잎을 넣으면, 그것도 굉장히 별미에요. 녹차도 열을 내려주면서 스트레스를 없애주고 마음을 안정시켜주기 때문에 함께 먹으면 깔끔한 맛이 나요."

육수가 끓으면 건더기를 건져낸 후 양파 등의 채소를 넣고 익힌다.

"양파가 약간 투명해지면 익은 거에요. 그때 상추를 넣어주면 됩니다."

된장에 버무린 상추는 열에 의한 비타민 파괴를 막기 위해 마지막에 넣어주는데, 이때 두부를 함께 넣으면 궁합이 더욱 좋다.

"상추에 단백질이 부족하잖아요. 이럴 때 두부나 날콩가루 같은 걸 쓰게 되면 단백질을 보완해주죠. 그리고 두부에 트립토판이라고 해서 수면을 유도하는 필수아미노산이 풍부하게 들어 있거든요. 함께 먹으면 잠도 훨씬 더 잘 잘 수 있겠죠?"

가슴의 열을 내려 편안한 수면을 돕는다는 상추 된장국이 완성됐다.

상추 된장국 레시피

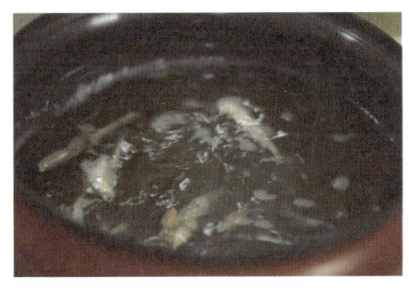

1. 육수를 내서 끓인다.

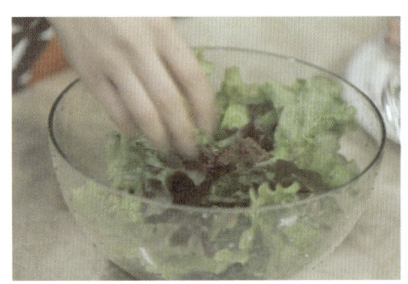

2. 상추를 된장에 버무린다.

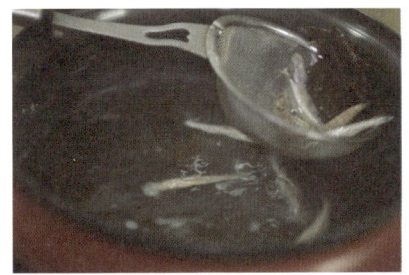

3. 육수의 건더기를 건진다.

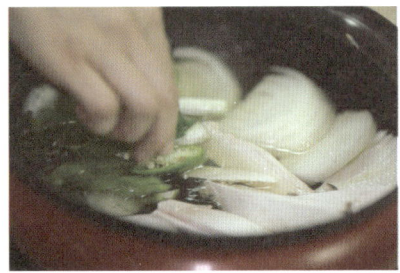

4. 채소를 넣고 끓인다.

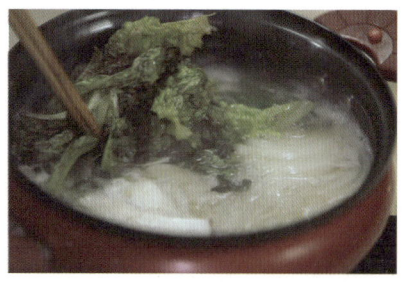
5. 채소가 익으면 된장에 무친 상추를 넣는다.

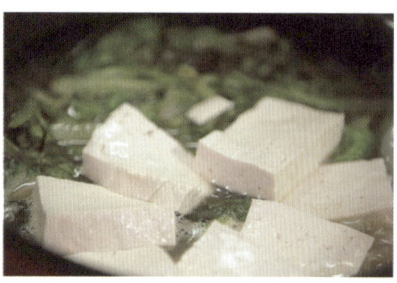
6. 두부를 올려 끓인다.

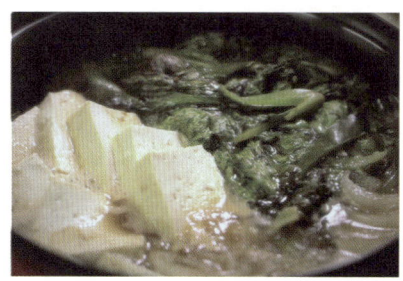
7. 상추 된장국 완성

3. 상추 키위주스

"이번에는 잠자기 전에 마시면 꿀잠을 자는 상추 키위주스를 만들어 볼 거에요."

수면의 질을 높이는 상추 활용법은 갈아서 마시는 것이다.

"특히 밤에 잠을 못 자고 자다가 소변보러 가시는 분들 있죠. 이런 분들은 신장 기운이 허한 분들이에요. 이분들이 상추에 키위를 함께 먹으면 좋아요. 키위의 신맛이 신장 기능을 도와주고 간도 좋게 하거든요."

주스를 만들 때는 찢어진 상추나 자투리 상추를 활용해도 좋다.

"물은 상추의 반 정도만 되게 부어주면 돼요. 많이 안 부어도 되거든요. 그다음에 키위 하나만 넣으면 끝입니다."

상추 한 줌에 물 반 잔, 키위 하나를 넣고 갈아주면 상추 키위주스가 완성된다.

상추 키위주스 레시피

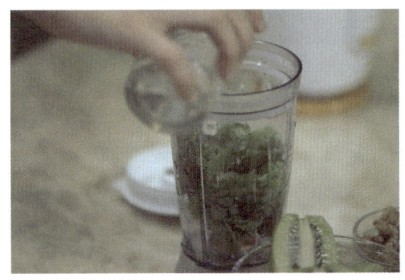
1. 상추와 물을 믹서에 넣는다.

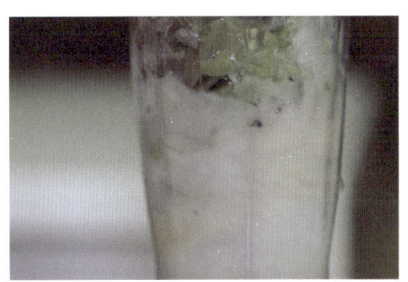
2. 키위를 넣고 간다.

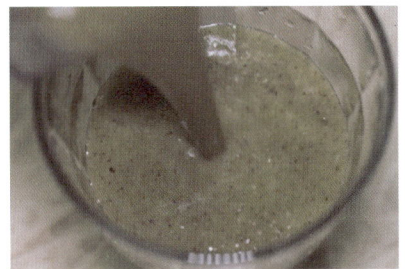
3. 상추 키위주스 완성

"밤에 출출해서 잠을 못 자는 경우가 많아요. 이럴 때 같이 넣으면 좋은 재료가 있는데, 바로 호두에요."

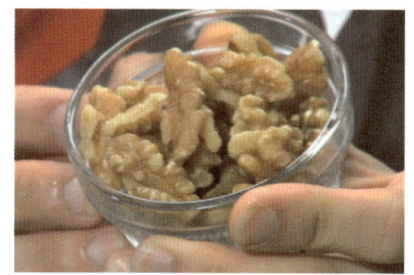
| 호두

상추 키위주스에 호두를 넣으면 어떤 효능이 생기는 것일까?

"호두를 넣으면 포만감이 느껴져서 허기를 달랠 수가 있고요, 특히나 호두에는 수면을 유도하는 호르몬인 멜라토닌이 굉장히 풍부해요. 그래서 함께 넣어주면 수면을 취하는 데 좋죠. 특히나 비타민류 중에서 상추에 많은 것이 지용성 비타민인데요, 이것들을 함께 넣으면 그 비타민의 흡수를 도와줍니다. 그래서 피부가 건조한 분들도 이렇게 먹으면 도움을 받을 수 있어요."

상추 겉절이에서 숙면은 물론 탱탱한 피부 건강까지 챙겨준다는 상추 키위주스까지.

봄이 가면 다가올 한여름의 열대야를 이겨내는 데 도움이 되는 식재료, 특히 어떤 사람에게 좋을까?

"생각이 많거나 정신적인 스트레스가 많아서 잠을 설치시는 분들, 꿈을 너무 많이 꿔서 아침에 일어나면 꿈꾸다가 잠자는 시간을 다 보낸 것 같은 분들에게 특히 상추가 좋아요. 그리고 상추가 식이섬유가 풍부하잖아요. 그래서 변비가 있는 분들에게도 좋아요."

그렇다면 흔한 식재료인 상추를 주의해야 할 사람도 있을까?

"있어요. 상추가 성질이 차다 보니까 이걸 단독으로 오랫동안 복용하는 경우에는 몸이 찬 분들한테 안 좋아요. 그래서 손발이 차거나 설사를 자주 하는 분들은 조심하는 게 좋죠."

한눈에 보는 레시피

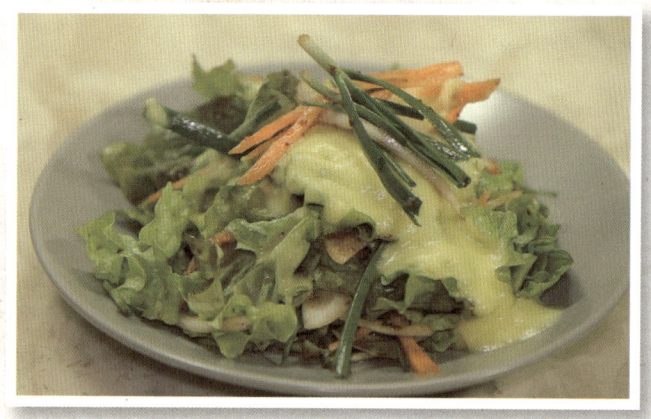

상추 겉절이

재료
상추 15장, 양파 1/2개, 부추·당근 적당량, 파인애플 2조각
양념장 설탕·식초·간장·참기름 1/2숟가락씩, 고춧가루 1숟가락, 다진 마늘 1작은술

만드는 법
1. 상추는 3등분으로 썰고 양파, 부추는 채썬다.
2. 양념장은 설탕, 식초, 간장을 동량으로 넣되, 가루-액체-기름 순서로 섞는다.
3. 상추와 채소를 양념장에 버무린 후 파인애플을 갈아서 즙을 내어 뿌린다.

한눈에 보는 레시피

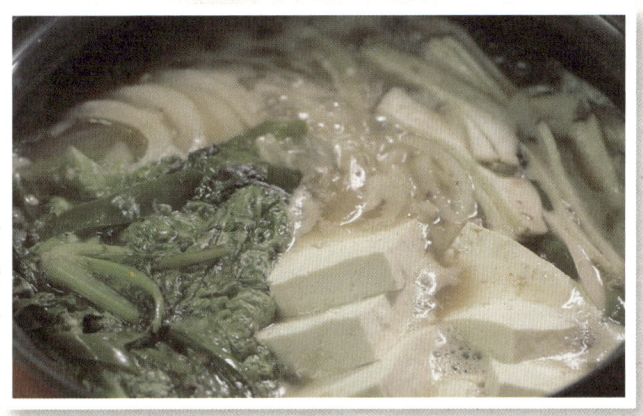

상추 된장국

재료

상추 15장, 두부 1/2모, 양파 1/2개, 청양고추 1개, 홍고추 1/2개, 된장 2숟가락, 다진 마늘 1작은술, 고춧가루 1/2작은술
생강가루 1/8작은술, 맛술 1작은술, 대파 1/3대, 육수(멸치, 다시마, 파뿌리, 건표고버섯) 5컵

만드는 법

1. 육수 재료를 우려 육수를 내어 끓인다.
2. 상추를 된장에 버무린다.
3. 채소들을 적당한 크기로 썬다.
4. 육수의 건더기를 건지고 채소를 넣고 끓인다.
5. 마지막에 상추, 두부를 넣고 한소끔 끓인다.

한눈에 보는 레시피

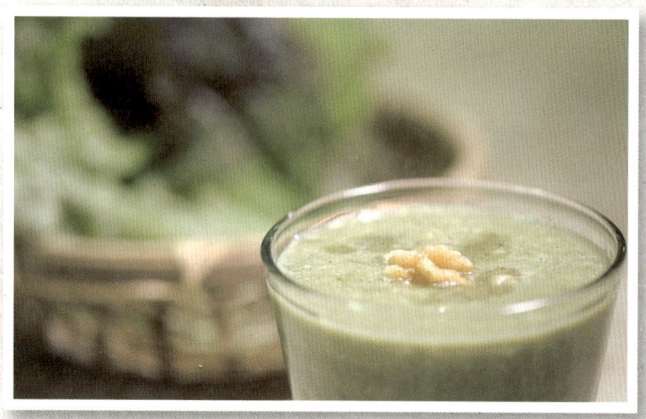

상추 키위주스

재료
상추 1줌, 물 1/2컵, 키위 1개, 호두 약간

만드는 법
1. 믹서에 상추와 물, 키위를 넣고 간다.
2. 허기를 달래고자 한다면 호두를 넣어준다.

속을 편안하게 하는 엽록소
완두콩

콩으로 잡는 여름 갈증!

더운 여름, 공원에 나와 운동을 하고 있는 한명화 한의사.

"덥다고 실내에만 있으면 냉방병에 걸리기 쉬워요. 더울수록 밖에 나와서 자꾸 움직여야 혈액순환이 잘 되어서 몸의 체온 조절력이 좋아지죠. 그래야 건강하죠."

여름철 피로를 푸는 한명화 한의사의 또 다른 건강법이 있다.

"일명 물갈퀴 지압법인데요. 손가락들 사이에 물갈퀴처럼 생긴

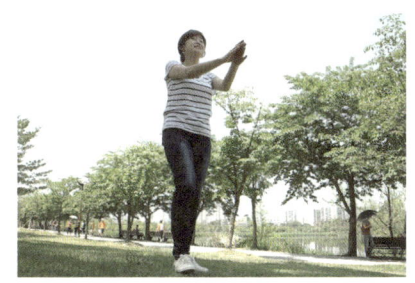

| 운동하는 한명화 한의사

213

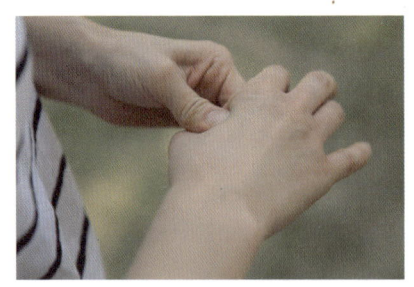
| 물갈퀴 지압법

부분을 지압해주면 머리가 시원해져요. 실제로 손에서 이 부분들이 어깨에 해당돼요. 그래서 어깨의 피로도 풀리고, 눈의 피로감 같은 것도 함께 풀어줄 수 있어요. 그래서 여름에 하면 굉장히 좋은 지압법이에요. 손가락 사이에 이 물갈퀴 부분을 잡고 차례대로 눌러주세요. 손가락을 벌려 물갈퀴를 서로 부딪치는 것도 도움이 됩니다."

그렇다면, 오늘 그녀가 소개할 제철 식재료는 과연 무엇일까?

"덥다고 찬 음식들을 많이 먹다 보면, 여름이면 피부는 더워지지만 속은 많이 차지거든요. 그래서 제가 이번 천수밥상에서 소개하고 싶은 식재료는 속을 편안하게 하고 더운 여름의 갈증을 풀어줄 그런 식재료입니다."

속을 편안하게 하고 여름 갈증을 풀어준다는 식재료를 찾아 근처의 한 전통시장을 찾았다. 시장에 들어서자마자 만나게 되는 반가운 여름철 식재료들.

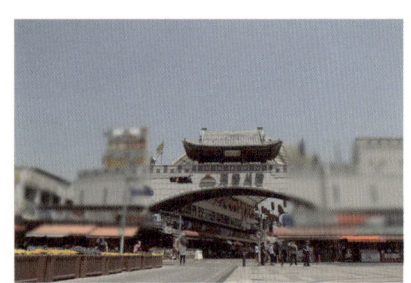
| 전통시장

"여기 매실이 있네요."

집집마다 청으로 담가 먹는 여름 보약, 매실이다.

"저도 이번에 매실 담가야 하는데, 이맘때쯤 되면 매실청 많이 담그시죠. 이 매실이 항균효과가 있거든요. 보통 식중독이나 이런 것 때문에 배탈이 나서 많이 아플 때 매실 효소를 먹으면 배앓이가 해소되는 경우가 많죠."

매실 못지않게 여름이면 싱그러움을 뽐내는 제철 과실, 오디도 보인다.

"오디가 뽕나무 열매잖아요. 여름철의 자양강장제라고 할 수 있거든요. 남녀에게 모두 좋은데, 특히나 여름에 땀이 많이 나고 체액이 부족해지면서 갈증이 나잖아요. 물을 마셔도 보충이 안 되는 갈증을 오디가 채워줄 수 있어요."

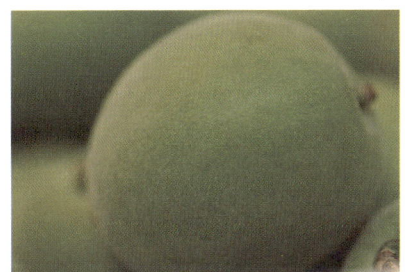

| 매실 | 오디

그렇다면, 오디와 매실 중에 이번 천수밥상의 주인공이 있는 것일까?

"오디와 매실, 둘 다 굉장히 좋은 식재료이기는 하지만 제가 이번에 소개할 식재료는 아니에요."

이번 제철 식재료는 도대체 무엇일까? 그런데 식재료를 찾으러 간다는 한명화 한의사가 술빵 한 개를 집어 든다.

"제가 소개하고 싶은 식재료가 바로 이 속에 들어 있습니다."

술빵 안에 들어 있다는 천수밥상 식재료는 과연 무엇일까?

"여름에 갈증을 풀어주고 속을 편안하게 하는 식재료는 바로 완두콩입니다."

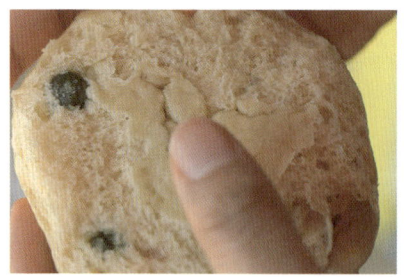

| 술빵

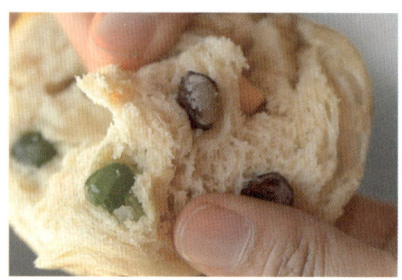

| 술빵을 반 가른 모습

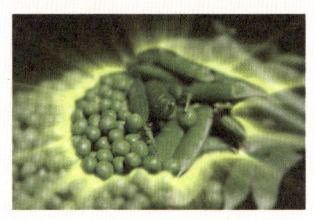

**한명화 한의사가 추천하는
천수밥상의 제철 식재료 네 번째, 완두콩**

완두콩은 기원전 1300년경 이집트 왕릉에서 발견될 정도로 재배 역사가 오래된 작물로, 3월에 파종하여 6월에 수확하는 여름이 제철인 콩이다. 한방에서는 완두콩이 습관성 설사를 멎게 하고 당뇨병 환자나 젖이 안 나오는 산모에게 도움이 된다고 전해진다.

"특이하게 완두콩은 색깔이 초록이잖아요? 초록색의 엽록소는 조혈작용, 항염증, 항노화, 효소 활성화, 해독작용에 굉장히 큰 효과를 가지고 있고요. 췌장의 기능을 조절해서 갈증이 심하거나 소변 배출이 많아 체액의 소모가 심할 때 도움을 받을 수 있습니다."

궁금해요! **좋은 완두콩 고르는 법**

꼬투리째 팔기도 하는 완두콩. 어떤 것을 고르는 것이 좋을까?
"일단 이렇게 콩깍지까지 있는 건 만져봤을 때 수분감이 있는 것이 바로 딴 신선한 것이라고 할 수 있어요. 그런 것은 탁 누르면 딱

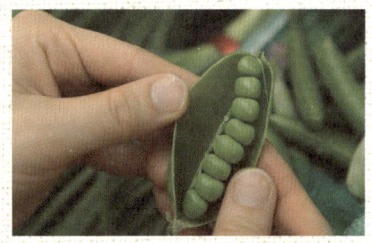

소리가 나면서 껍질이 두껍게 까지거든요. 눌러봤을 때 빈 곳 없이 가득 차 있는 게 좋은 콩이에요."

완두콩은 4kg 자루 한 망을 1만 2천 원에 살 수 있다. 여름이 제철인 만큼 1kg에 3천 원으로 가격도 저렴하다.

완두콩으로 천수밥상 차리기

한명화 한의사는 집으로 돌아오자마자 완두콩을 손질하기 시작한다. 그런데 꼬투리의 한쪽 끝을 잘라내는 게 특이하다.

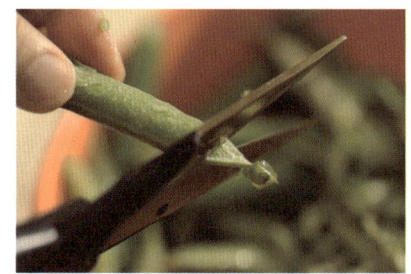

| 콩 꼬투리를 자르는 모습

"이따 요리에 쓸 완두콩을 삶으려고 해요. 이렇게 꼬투리를 잘라서 삶으면, 나중에 다 삶고 나서 쭉 밀기만 하면 완두콩이 다 까지거든요. 그래서 굉장히 편해요."

완두콩은 끓는 물에 소금을 넣어서 삶는데, 시간은 어느 정도가 적당할까?

"보통 완두콩 깐 걸 넣을 경우에는, 끓는 물에 완두콩을 넣고 5분 정도만 삶으면 돼요. 그런데 꼬투리째 삶을 경우에는 약 2분 정도 더 추가해서 삶는다고 생각하면 되니까 7분 정도 생각하면 되죠."

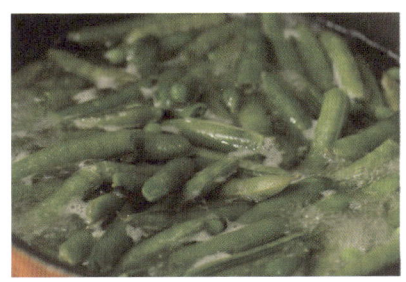
1. 끓는 물에 소금을 넣고 완두콩을 삶는다.

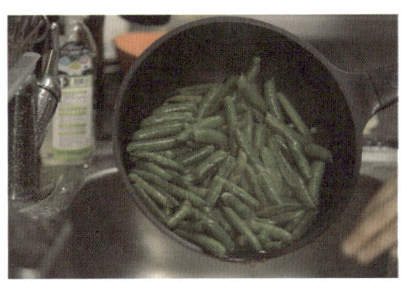
2. 물을 따라낸다.

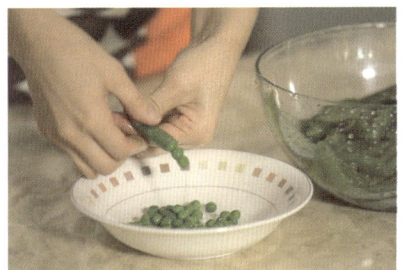
3. 자른 꼬투리 끝으로 빼낸다.

　제철 완두콩은 대부분 말리지 않는 생콩이므로 단시간에 삶아내야 한다. 잘라놓은 꼬투리 끝으로 미끄러지듯 완두콩이 빠져나온다.

　"완두콩이 위를 좋게 하는 기능이 있거든요. 게다가 완두콩이 항균작용을 해요. 그래서 식중독 증상이 있는 경우에 이렇게 완두콩으로 콩국수를 해 먹으면 도움을 받을 수 있습니다."

1. 완두 콩국수

한명화 한의사가 완두콩을 활용한 음식으로 추천하는 것은 여름철 기력을 보충해주는 완두 콩국수다.

재료로 완두콩을 비롯해 국수와 소금, 블랙푸드인 검은콩과 흑임자를 준비한다.

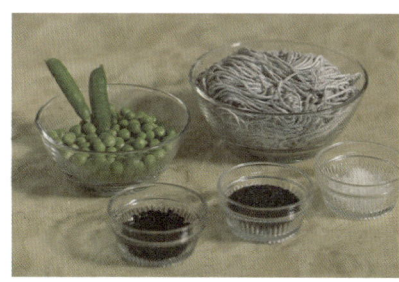
| 완두 콩국수 재료

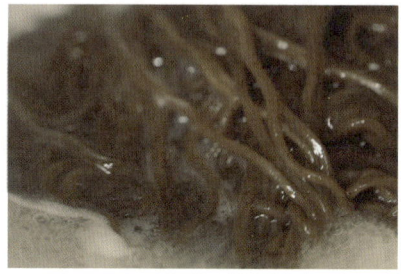
| 국수

먼저 국수를 삶는데, 국수 색이 일반 소면과 좀 달라 보인다.

"이건 보리 면이에요. 그냥 소면에 먹어도 되지만 보리 면에 먹으면 갈증 해소나 열을 내리는 효과라든가, 특히 췌장에 열증이 있어서 목이 마르고 소변이 많고 체액의 손실이 많은 당뇨병 환자들이 있어요. 그런 환자들은 보리 면과 함께 먹으면 훨씬 도움이 많이 됩니다."

콩물을 만들기 위해 믹서에 삶은 완두콩 두 주먹과 불린 검은콩, 흑임자를 넣는다.

"여름에는 단순히 열만 내린다고 갈증이 없어지거나 하지 않아요. 왜냐하면 체력적인 손실이 많기 때문인데요. 보통 이 검은 음식들은 우리가 정력제로 많이 쓰는 음식들이거든요. 그래서 간이나 심장 부분을 보호해주는 이 음식들이 들어가서 몸에 체력적으로 뒷받침이 되어주어야지 열도 내리고 다른 작용을 할 수 있어요. 그래서 함께 넣어줄 거에요."

콩에 소금과 물을 마저 넣고 가는데, 삶은 완두콩은 입자가 곱게 갈리기 때문에 건더기를 따로 걸러낼 필요 없이 국물을 국수에 바로 붓는다. 그런 다음 고명으로 오이와 토마토를 얹어 완두 콩국수를 완성한다.

완두 콩국수 레시피

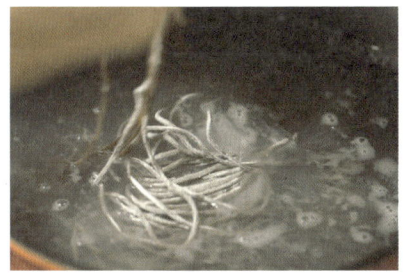

1. 국수를 삶는다.

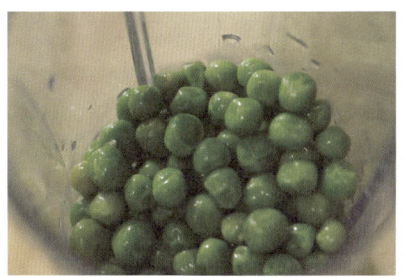

2. 믹서에 삶은 완두콩을 넣는다.

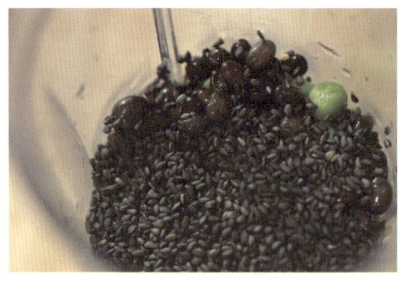

3. 검은콩과 흑임자를 넣는다.

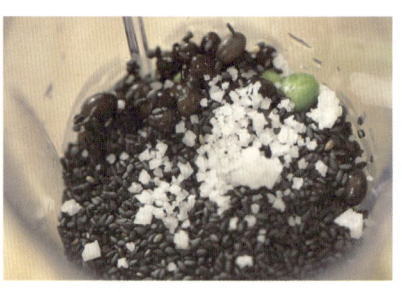

4. 소금을 넣는다.

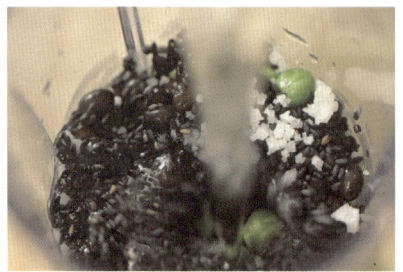

5. 물을 한 컵 넣는다.

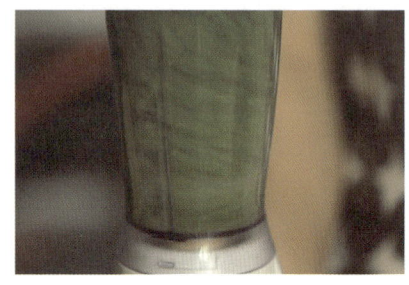

6. 믹서로 곱게 간다.

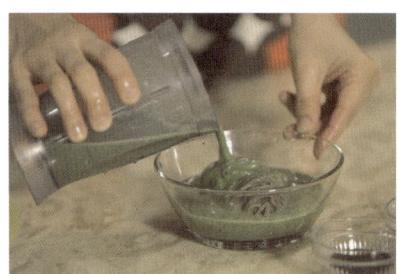

7. 간 콩물을 국수에 붓는다.

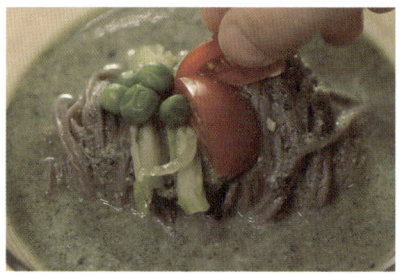

8. 오이와 토마토를 얹으면 완두 콩국수 완성

2. 완두콩밥

영양 균형을 맞출 수 있는 완두콩의 또 다른 섭취법은 완두콩밥이다.

"보통 완두를 먹을 때 완두콩밥으로 많이 먹잖아요. 그런데 그게 굉장히 좋은 방법인 게, 쌀에는 단백질이 부족하고 콩에는 전분류가 부족하거든요. 그래서 두 가지를 섞어 서로 보완해서 먹으면 완전식품으로 먹을 수 있다는 장점이 있습니다."

하지만 완두콩밥을 만들었을 때, 콩이 푹 퍼져버리고 풀색으로 변했다는 주부들의 실패담이 적지 않다.

그래서 한명화 한의사에게 완두콩밥을 실패 없이 만드는 비법을 배워보기로 한다. 그런데, 밥에 그냥 물이 아닌 다른 물을 넣어야 한다고 한다.

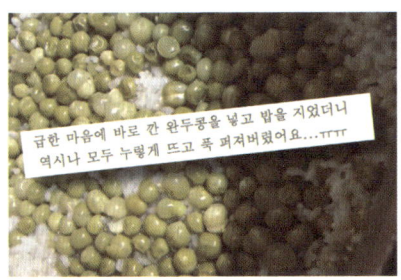
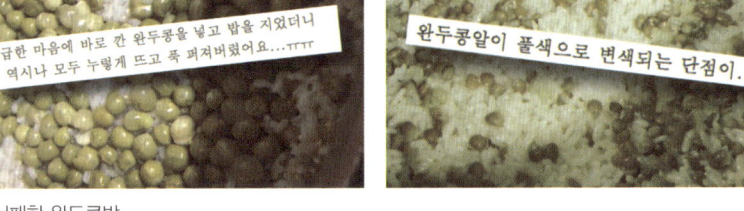

| 실패한 완두콩밥

"보통 쌀이나 콩류는 산성 식품에 속하거든요. 산성 식품을 먹으면 우리 몸이 산성화가 돼서 혈액의 흐름이 느려지고 독소 배출이 잘 안 되는 단점이 있는데, 이렇게 다시마와 표고버섯 우린 물을 써서 알칼리성을 추가하게 되면 중화가 돼서 훨씬 더 건강하게 밥을 먹을 수 있어요."

다시마와 표고버섯 우린 물로 밥물을 맞춘다. 그런 다음 완두콩을 넣지 않은 채로 밥솥 뚜껑을 닫아버린다.

"완두콩은 지금 넣을 게 아니에요. 이따가 넣을 거예요."

잠시 후, 완두콩을 넣을 새도 없이 어느새 밥이 다 되어버렸다. 완두콩은 과연 언제 넣는 것일까?

"지금 취사가 완료됐잖아요. 이제 콩을 넣고 재가열할 거에요. 재가열이 없을 때는 취사를 다시 한 번 누르고 15분 이상 가열해주면 돼요. 그러면 완두콩이 탱글탱글하게 살아 있어요."

생완두콩은 금방 익기 때문에 밥이 다 된 다음에 넣고 재가열로 15분 정도만 익히는 것이 적당하다는 것이다. 만약, 돌솥이나 압력솥에 밥을 할 경우엔 완두콩을 뜸 들일 때 넣어주는 것이 좋다. 이렇게 15분 후면 톡톡 씹히는 맛이 일품인 완두콩밥을 맛볼 수 있다.

완두콩밥 레시피

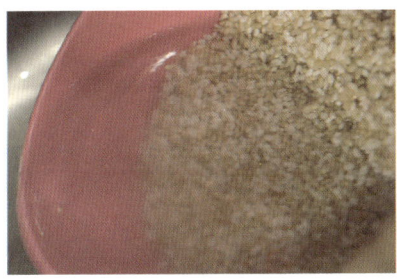
1. 쌀을 씻는다.

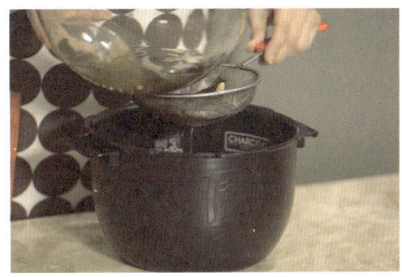
2. 다시마와 표고버섯 우린 물을 붓는다.

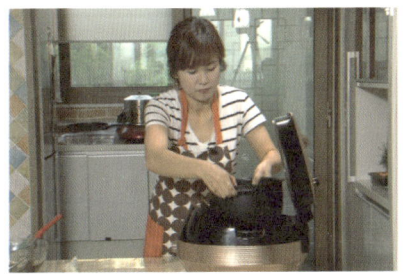
3. 전기밥솥에 넣고 밥을 한다.

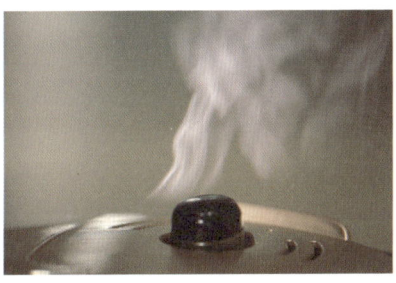
4. 취사가 끝나면 뚜껑을 연다.

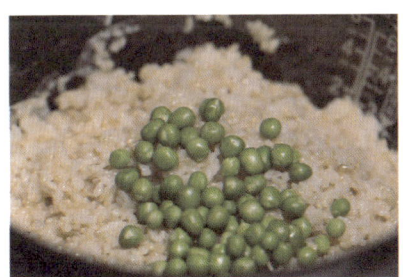
5. 쌀 위에 완두콩을 넣는다.

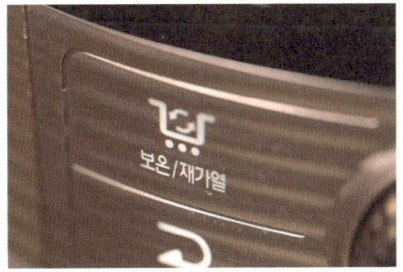
6. 재가열한다.

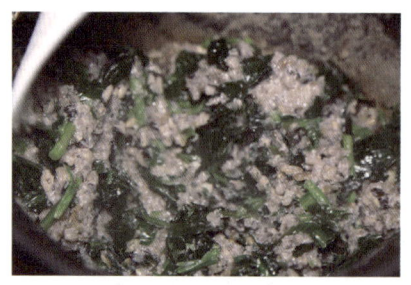

7. 완두콩밥 완성

3. 완두절임

자루째 사면 양이 많아 단기간에 먹기 힘든 완두콩. 제철에 구입해 오랫동안 맛있게 먹을 수 있는 현명한 보관법이 있다고 한다.

"이건 완두절임인데, 보통 설탕을 사용해서 이렇게 절여서 많이들 먹습니다. 완두배기나 콩배기로 많이 알려져 있죠. 냉장 보관할 때는 한 달 이내에 먹는 게 좋고, 냉동 보관할 때에는 온도만 일정하다면 6개월까지도 먹을 수 있어요."

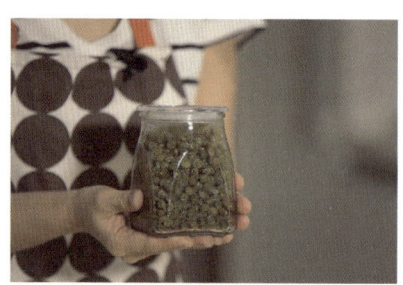

| 완두절임

제철 완두를 오래 보관해두고 먹는 비법, 완두절임. 어떻게 만드는 걸까?

우선 마른 팬에 삶은 완두를 넣고 여기에 설탕 대신 매실청을 넣는다.

"매실청은 설탕과 다르게 구연산 같은 유기산이 굉장히 풍부해서 피로 회복에 좋아요. 그리고 설탕에 비해 굉장히 건강한 단맛을 이용해서 요리를 할 수 있어서 매실을 이용해서 완두절임을 합니다."

이 상태로 약불에서 완두콩을 서서히 졸이기만 하면 끝이다. 간단하게 만들 수 있는 완두콩 요리다.

완성된 완두절임은 밀폐용기에 담아 냉동실에 보관하면 6개월까지 먹을 수 있다고 한다.

완두절임 레시피

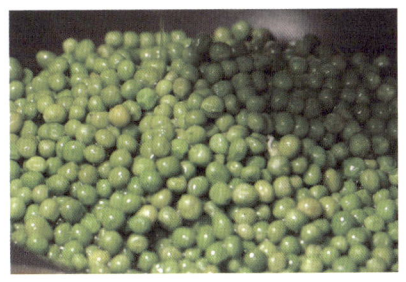

1. 마른 팬에 삶은 완두와 매실청을 넣는다.

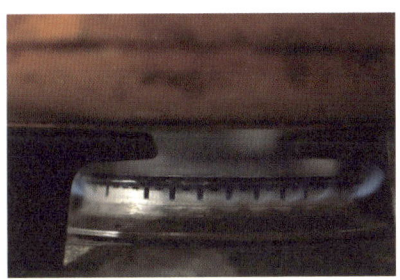

2. 약불에 졸인다.

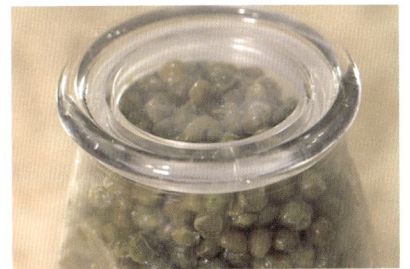

3. 밀폐용기에 담아 냉동실에 보관한다.

완두절임은 팥처럼 맛이 달아서 빙수로 만들어 먹기에 좋다고 한다. 여름철 갈증 해소에 도움이 되는 오디나 오미자즙을 얼음 위에 붓고 완두절임을 수북이 올린 뒤 단맛이 나는 꿀이나 연유로 마무리하면 건강 간식인 완두콩 빙수가 완성된다.

완두콩 하나로 시원한 여름 음식들이 탄생했다.

"진짜 고소하고, 더위가 가심과 동시에 기운이 날 것 같은 그런 맛 아닌가요?"

그렇다면 완두콩을 먹을 때 주의해야 할 점은 없을까?

"완두콩은 부작용이 거의 없는 굉장히 좋은 식재료 중 하나인데요, 간혹 콩류에 청산 성분이 들어 있다 보니까 몸에 유해하지 않을까 걱정하는 분들이 있어요. 그런데 완두콩이나 콩류들은 대부분 익혀 먹어서 인체에 무해하니까 걱정하지 않으셔도 됩니다."

한눈에 보는 레시피

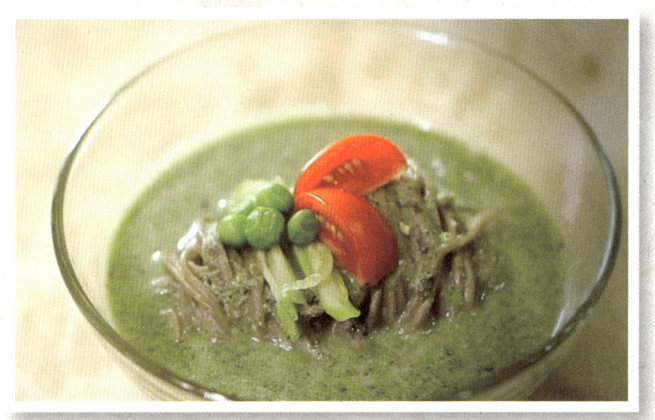

완두 콩국수

재료

삶은 완두콩 2줌, 국수 1인분, 물 1컵, 소금 1티스푼, 검은콩·흑임자 약간씩, 고명(오이, 방울토마토)

만드는 법

1. 국수를 삶는다.
2. 믹서에 삶은 완두콩, 불린 검은콩, 흑임자, 소금, 물을 넣고 간다.
3. 삶은 국수에 완두콩 물을 붓고 고명을 얹는다.

한눈에 보는 레시피

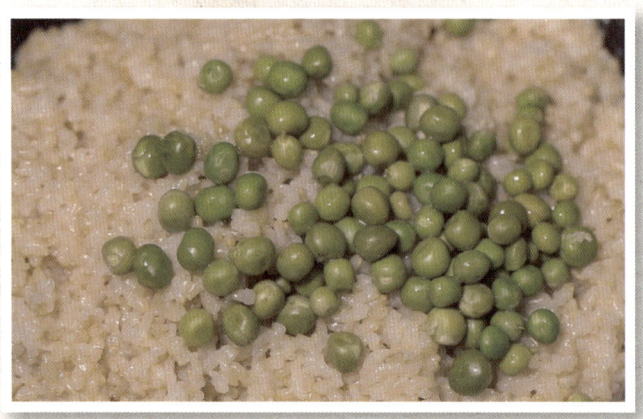

완두콩밥

재료

생완두콩 1줌, 쌀 3인분, 다시마와 표고버섯 우린 물

만드는 법

1. 쌀을 씻는다.
2. 다시마와 표고버섯 우린 물을 붓고 밥을 안친다.
3. 취사가 끝나면 생완두콩을 넣고 15분간 재가열한다.

한눈에 보는 레시피

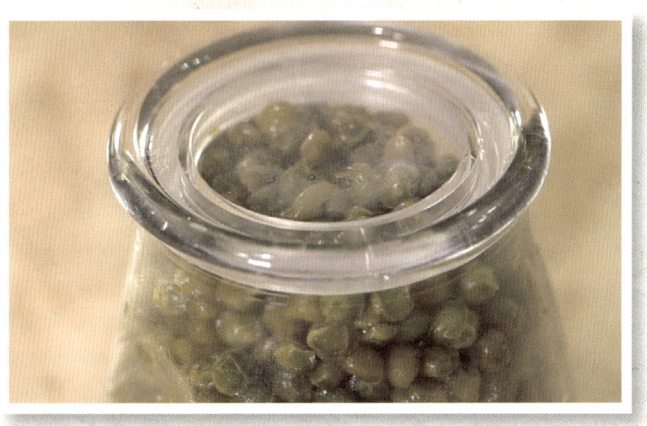

완두절임

재료

삶은 완두콩 2공기, 매실청 3큰술

만드는 법

1. 마른 팬에 삶은 완두콩, 매실청을 넣어 약불에 졸인다.
2. 밀폐용기에 담아 냉동실에 보관한다.

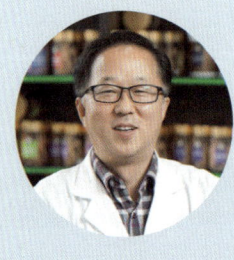

한형선 약사

중앙대학교 대학원 약학 석사
모자연약국 대표약사
NTF푸드파마 자연치유연구소 소장
대한약사회 한약교재 집필위원
MBN 〈천기누설〉 〈엄지의 제왕〉, MBC 〈좋은 아침〉 등 다수 출연

04
건강을 유지시키는 봄철 보양식

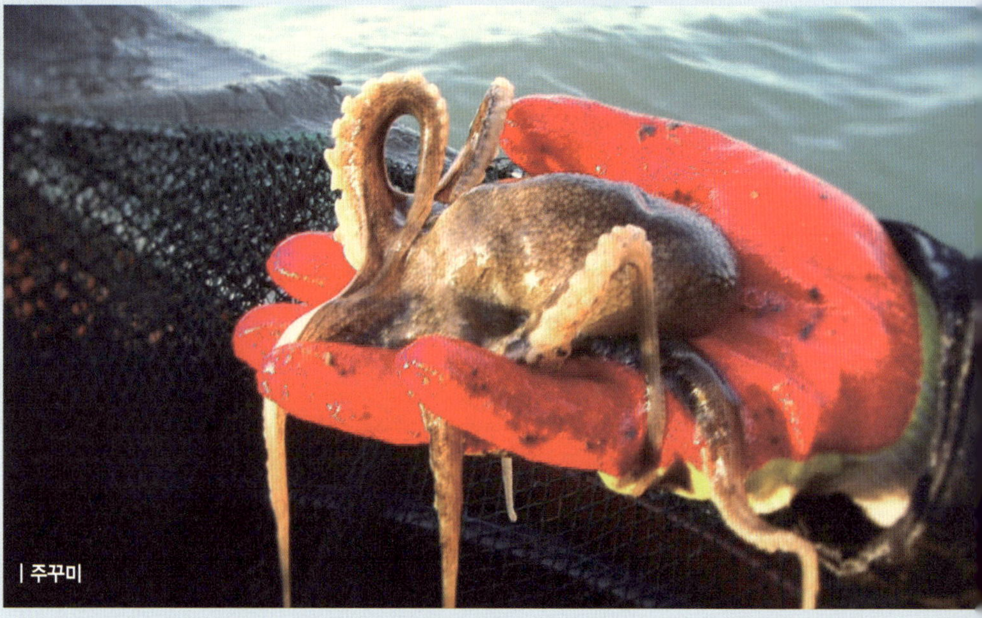

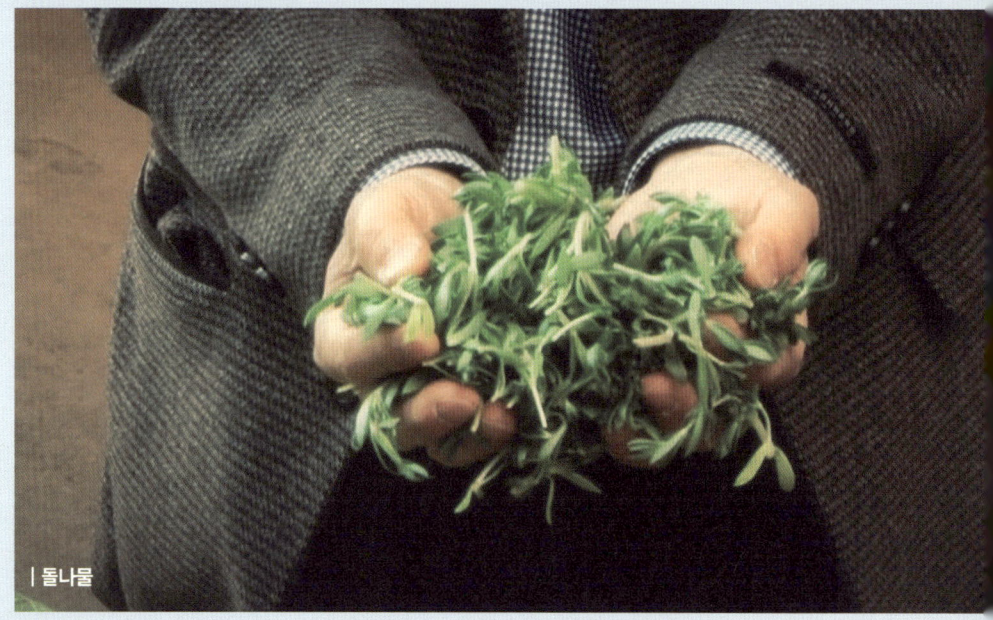

| 주꾸미

| 돌나물

펄 속에 웅크린 바다의 봄나물
주꾸미

봄철 보양식으로 소화력을 높인다!

천수를 누리게 하는 제철 식재료를 소개해줄 또 다른 주인공은 건강한 밥상이 장수의 지름길이라고 주장해온 한형선 약사다.

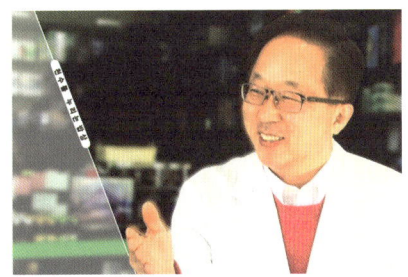

| 한형선 약사

"봄은 겨우내 쌓여 있던 모든 것들을 털어내는 계절로 특히 위장, 소화 관리를 잘 해야 합니다. 그래서 봄철 보양식은 매우 중요합니다."

봄철에는 무엇보다 소화력이 떨어진다는 한형선 약사. 그렇다면 소화를 도와 겨우내 부족했던 영양분을 채우기 위해서는 어떤 제철 건강식

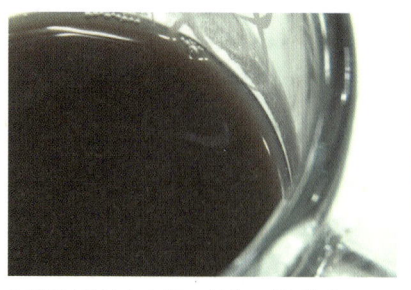 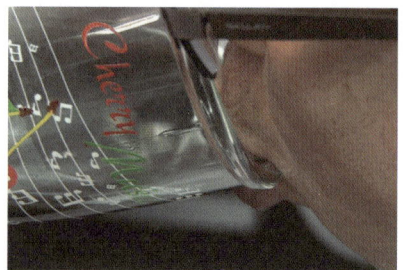

| 한형선 약사가 수시로 마시는 검은 액체

을 챙겨야 할까?

실제로 그가 수시로 마시고 있는 검은 액체에 그 답이 있다고 한다.

한형선 약사가 일하는 내내 수시로 마시고 있는 검은 액체, 그것은 무엇일까?

"아, 이거요? 제가 봄철에 피곤할 때마다 봄 제철 식재료를 가지고 만들어 마시는 저만의 특별한 주스입니다. 색깔은 좀 그래도 위장 기능에 아주 좋고, 그다음에 춘곤증에도 좋아요. 이보다 좋을 수는 없을 것 같습니다."

봄철엔 우리의 몸뿐만 아니라 혈관까지 이완되면서 몸의 균형이 깨지게 되는데, 이때 꼭 챙겨 먹어야 하는 제철 식재료가 바로 이 검은 액체 속에 들어 있다고 한다.

"이 재료를 구하려면 멀리 바다까지 가야 되는데, 이게 또 천연 멀미약 역할도 하거든요. 이거 마시고 재료 구하러 가면 돼요."

바다에 검은 액체의 비밀이 숨어 있다는 한형선 약사의 말이 더욱 아리송하다.

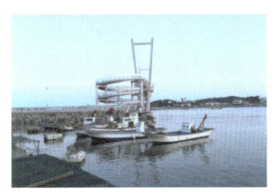 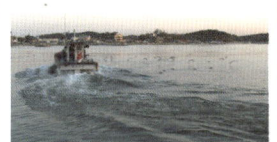 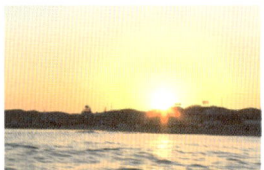

| 재료를 찾으러 온 태안 바다

안내에 따라 찾아간 충청남도 태안의 한 항구. 아직 해마저 뜨지 않은 이른 시각, 검은 액체의 재료를 구하기 위해 첫 배가 출항한다. 도대체 그 정체는 무엇일까?

"수심이 3~4m 정도 되는 바다의 펄에서 사는 식재료인데, 그 펄 속에서 웅크리고 산다고 해서 죽금어라고 부릅니다."

펄에 사는 죽금어, 도대체 죽금어라는 낯선 이름을 가진 물고기의 정체는 무엇일까? 뭍에서 배를 타고 10여 분을 달린 후, 작업을 시작하는 선원들. 비교적 가까운 바다에서 작업을 한다.

선원들이 바다 밑으로 늘어져 있는 긴 줄을 계속해서 끌어당기자 뭔가가 주렁주렁 매달린 채 올라오기 시작한다. 그것은 다름 아닌 소라다. 그렇다면 소라가 이번 주인공인 죽금어인 걸까?

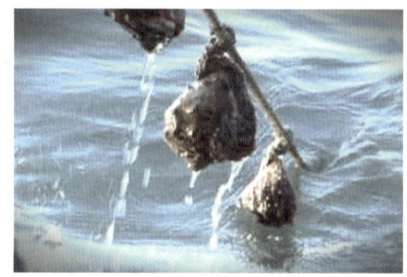
| 줄에 매달린 소라

"아닙니다. 소라 껍데기로 잡는 거에요."

소라는 단지 유인책일 뿐이라는 건데, 그런데 정말 소라 안에 무언가가 들어 있다.

드디어 그 정체를 드러내는 죽금어. 동그란 머리와 길쭉한 다리, 굉장히 낯익은 모습이다. 그것은 바로 주꾸미였다.

"네, 맞습니다. 주꾸미에요. 봄철 보양 재료 중에서 최고로 치는 주꾸미입니다."

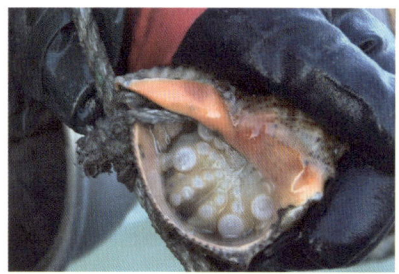
| 소라 안의 주꾸미

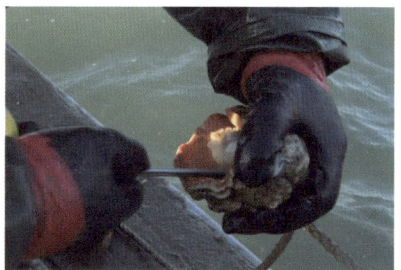

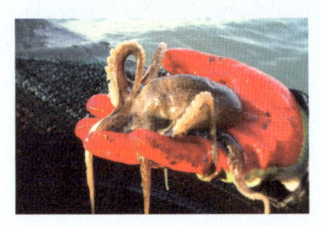

**한형선 약사가 추천하는
천수밥상 제철 식재료 첫 번째, 주꾸미**

특히 3월에서 5월 사이가 제철인 주꾸미는 바다의 봄 나물로 불리는데, 과거에는 어촌 사람들의 허기를 달래주는 구황식품이기도 했다. 그러나 수확량이 줄어든 낙지의 자리를 대신하기 시작하면서 현재는 낙지 못지않은 맛과 영양으로 귀한 대접을 받고 있다. 《동의보감》에는 성질이 평하고 담석 용해, 간장 해독 기능을 강화해준다고 기록되어 있다.

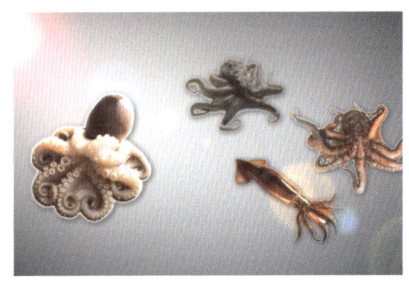

"주꾸미에는 콜린이나 타우린이라는 성분이 아주 많아서 혈액을 참 맑게 만들어줘요. 그래서 콜레스테롤이라든가 고혈압, 당뇨병들을 예방하고, 혈액을 정화하는 능력이 뛰어나기 때문에 매우 뛰어난 식품이라고 할 수 있어요."

특히 타우린 성분은 낙지의 2배, 문어의 4배 그리고 타우린이 풍부하다고 알려진 오징어의 5배나 더 많이 들어 있어 타우린의 보고라 불린다. 또한 주꾸미는 봄철 산란기 때, 소라나 고둥, 전복 껍데기에 알을 낳는 습성이 있어 빈 껍데기를 이용한 전통방식으로 잡기도 한다.

시장에 나가보니 제철 맞은 싱싱한 주꾸미들이 제일 먼저 시선을 사로잡는다.

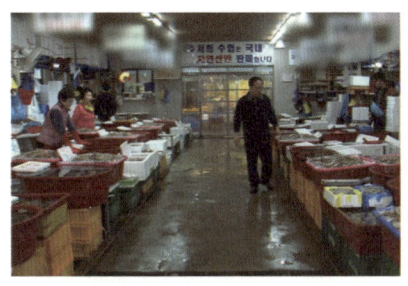 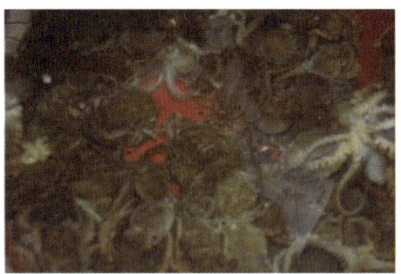

| 수산시장을 찾은 한형선 약사 | 대야에 담긴 주꾸미

"주꾸미하고 새조개하고 함께 먹으면 정력에도 좋아요."

주꾸미는 시세에 따라 가격이 정해지는데, 보통 1kg에 2만 5천 원에서 3만 원대이고 100g당 2,500~3,000원 정도다.

주꾸미로 천수밥상 차리기

한형선 약사가 제안하는 주꾸미를 활용한 제철 건강식은 어떻게 만드는 걸까? 우선, 주꾸미를 손질하는 법부터 배워보자.

"이게 펄에서 나온 것들이라 지저분한 오물을 먼저 깨끗하게 씻어내야 해요. 본격적으로 빨판에 묻어 있는 오물을 밀가루로 다시 한 번 씻을 거에요."

궁금해요! 신선한 주꾸미 고르는 법

1. 국내산 주꾸미 구별하기

요즘은 주꾸미도 국내산을 구하기가 쉽지 않다. 다양한 국적의 주꾸미들 중에서 국내산 주꾸미를 구별하는 방법은 무엇일까?
"국내산 주꾸미는, 옆에 있는 금테를 국내산의 징표라고 이야기하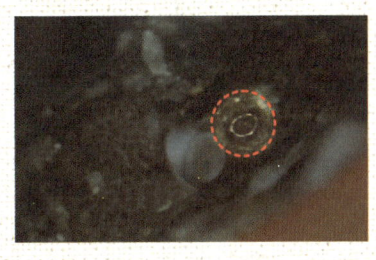
는 분들이 있는데 사실은 국내산에도 이런 게 없는 주꾸미들이 많이 있습니다. 그래서 그것은 올바른 판단 기준은 아닌 것 같고요. 만져봐서 굉장히 탄력이 있고 힘이 있는 걸 고르면 좋을 것 같습니다."

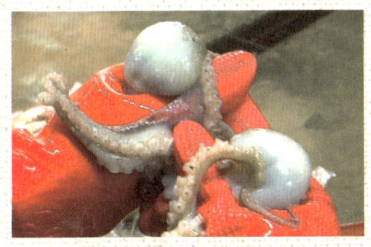

2. 신선한 주꾸미 구별하기

주꾸미의 빨판이 하얀 것일수록 신선하다. 신선도가 떨어진 경우, 빨판 부분이 붉게 변해 있다.

3. 주꾸미 암수 구별하기

수놈은 머리 부위가 회색을 띠고, 암놈은 알이 차 있어 하얀 것이 특징이다. 그런데 암놈이 알이 꽉 차 있으면 모든 영양분이 알로 집중돼 다리의 맛이 떨어지고 질기므로 알이 절반 정도 찬 것이 제일 맛있다.

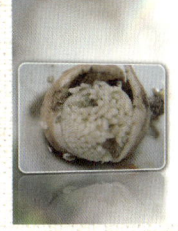 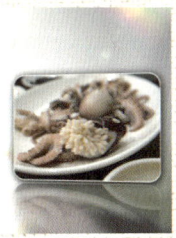

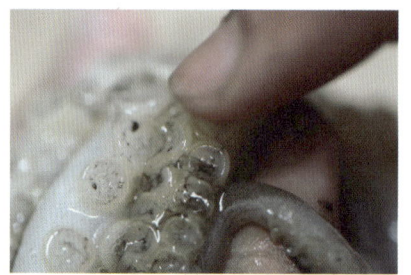

| 빨판의 오물

그런데 주꾸미 빨판에 묻은 오물은 세척하기가 쉽지 않다. 이때, 주꾸미에 밀가루를 뿌린 후 손으로 빨래하듯 빡빡 문질러주면 밀가루의 끈적끈적한 성질이 오물을 흡착하여 말끔하게 제거된다.

✓ 주꾸미 빨판의 오물은 밀가루를 사용하여 빨래하듯 문질러 제거한다.

"주꾸미는 이빨과 눈 부분만 제거하고 나면 나머지 것은 전부 다 써도 괜찮습니다."

주꾸미 다리를 뒤집어 안쪽에 박힌 입을 빼준다. 입은 먹어도 무해하지만 부드러운 식감을 위해 제거하는 것이 좋다.

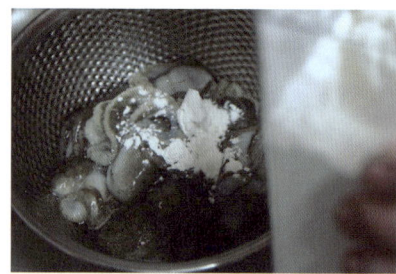

| 밀가루로 오물을 제거한다.

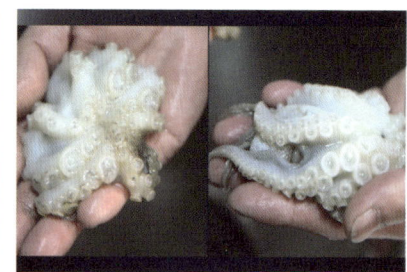

| 오물 제거 전(좌)과 후(우) 비교

"눈을 제거할 때는 목 부위를 칼로 먹물이 터지지 않게 조심해 가면서 분리하는 작업을 먼저 해야 해요."

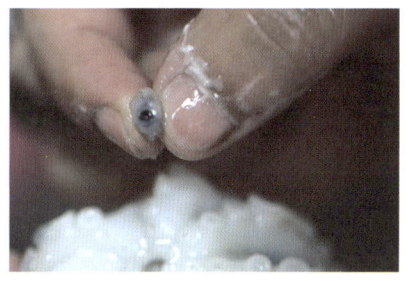

| 주꾸미 입을 제거하는 모습

주꾸미 눈 역시 먹을 수 있지만 식감이 거칠기 때문에 제거하고, 머리는 내용물이 터지지 않게 조심히 반으로 갈라준다.

"머리를 반으로 가르면 보이는 하얀 부분이 알이고요, 그리고 내장 부분이 보이고, 먹물 주머니가 있는 게 보여요."

반으로 가른 머리 부분을 뒤집어 내장과 알 그리고 먹물을 분리한 후 먹물 통은 터지지 않도록 조심히 다룬다.

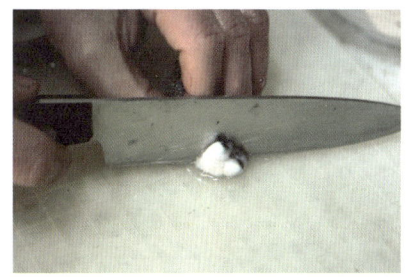 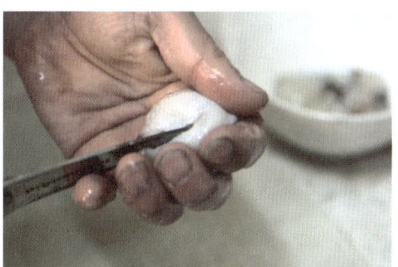

| 눈을 제거하고(좌) 머리를 반으로 가르는 모습(우)

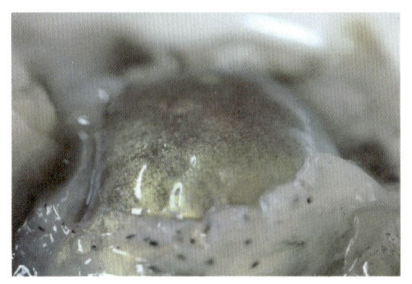 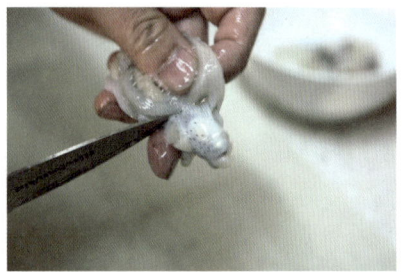

| 먹물 통을 잘라내는 모습

"자, 이제 준비가 됐습니다. 주꾸미 잡으러 갈 때 마셨던 천연 멀미약이요. 위장에도 좋고 해독에도 좋고, 또 우리 몸 전체 피로 해소에도 좋은 주꾸미 먹물주스를 먼저 소개해드리겠습니다."

1. 주꾸미 먹물주스

주꾸미 먹물로 만든다는 천연 소화제, 주꾸미 먹물주스. 어떻게 만드는 걸까?

"주꾸미 먹물주스는 간단합니다. 준비된 먹물에 생강과 검정콩을 사용해서 먹물주스를 만들어볼 겁니다."

반나절 정도 불린 검은콩 200g에 생강 3조각과 먹물을 넣어 터트려 준 후, 주꾸미의 비린내를 잡기 위해 콩의 3배 분량의 쌀뜨물을 붓는다. 이때, 끓는 도중에 뚜껑을 열면 비린내가 날 수 있기 때문에 다 끓을 때까지 절대로 뚜껑을 열지 않는 것이 좋다.

"생강에 있는 진저롤이라는 성분은 구토 증상이 있다든가 위장 기능이 약한 사람들에게 전통적으로 많이 씁니다. 그리고 콩에 들어 있는 제니스타인과 같은 성분들은 해독작용도 매우 뛰어나고 항암작용도 하기 때문에 이 성분들이 만나면 아주 간단하면서도 굉장히 효과가 좋은 음료가 됩니다."

이렇게 센불로 30분 정도 푹 끓여주면 초간단 주꾸미 먹물주스가 완성된다.

주꾸미 먹물주스 레시피

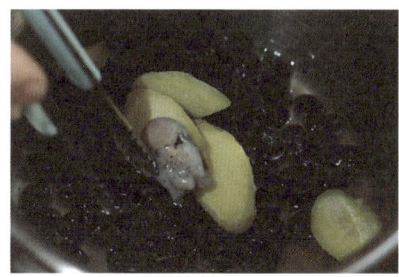

1. 냄비에 모든 재료를 넣는다.

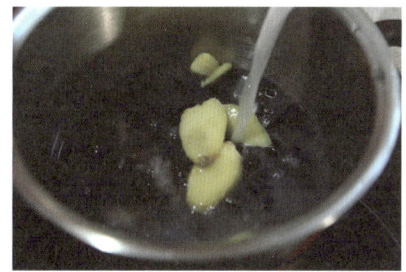

2. 쌀뜨물을 붓는다.

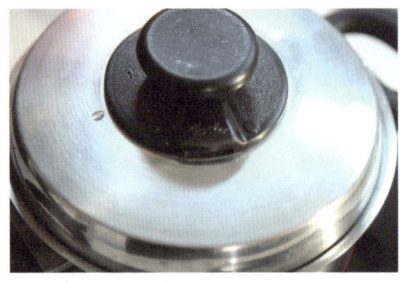
3. 뚜껑을 닫는다.

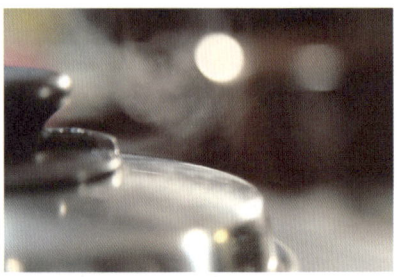
3-1. 다 끓을 때까지 뚜껑을 열지 않는다.

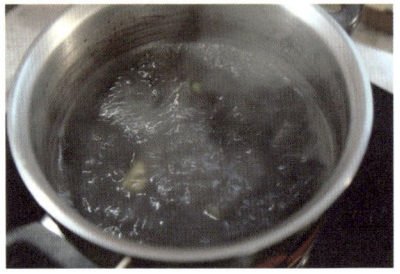
4. 주꾸미 먹물주스 완성

"일반적으로 국물만 따라서 주스로 마셔도 좋고요, 영양 섭취가 부족한 분들은 이 콩하고 생강을 모두 다 갈아서 두유처럼 만들어 마셔도 아주 좋습니다."

2. 주꾸미 먹물죽

주꾸미 먹물은 풍부한 효능만큼 활용법도 다양하다.

"봄철에 식욕이 떨어지고 기운이 나른할 때 보양식으로 굉장히 좋은 게 주꾸미 먹물을 이용한 죽입니다."

주꾸미 먹물로 만든 식욕 촉진제, 주꾸미 먹물죽을 소개한다.

주꾸미 먹물죽은 쌀과 감자, 참기름 그리고 먹물만 있으면 손쉽게 만들 수 있다.

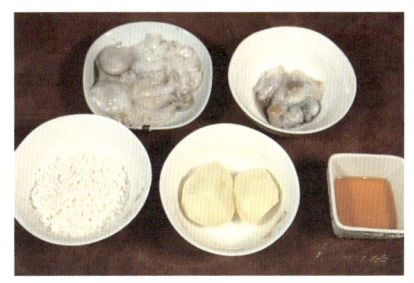

| 주꾸미 먹물죽 재료

"먼저 주꾸미를 살짝 데쳐서 죽을 만들기 전에 준비해놓습니다."

주꾸미는 머리, 다리 순으로 끓는 물에 살짝 데친 후 잘게 썰어서 준비해둔다. 그리고 참기름을 두른 팬에 반나절 정도 불린 쌀을 넣고 볶다가 쌀이 투명한 듯 하얗게 변하면 감자와 주꾸미를 넣고 다시 한 번 볶는다. 특히, 비타민C가 많은 감자는 주꾸미에 부족한 영양분을 보충해 준다.

"감자는 열을 가해도 비타민C가 70% 이상 살아남기 때문에, 봄철에 이렇게 주꾸미하고 만나게 되면 몸에 떨어진 원기를 회복하는 데 이보다 좋을 수가 없습니다."

그리고 주꾸미 먹물 주머니를 쌀 200g당 5개 정도 넣어 섞어준다. 기호에 따라 먹물의 양은 조절하면 된다. 마지막으로 먹물의 비릿한 맛을 잡아주기 위해, 재료가 자작하게 덮일 정도로 쌀뜨물을 부은 후 약한 불에서 10분간 저어가며 끓인다.

주꾸미 먹물죽 레시피

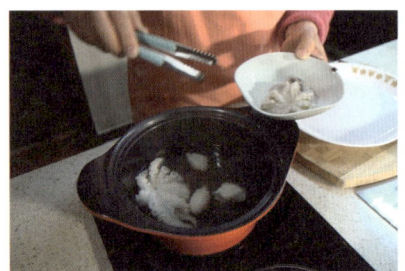

1. 주꾸미를 살짝 데친다.

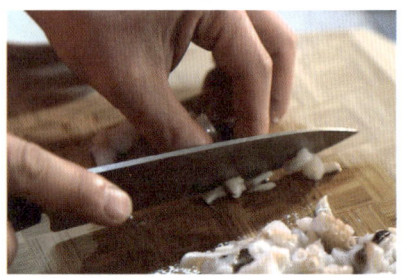

2. 주꾸미를 잘게 썬다.

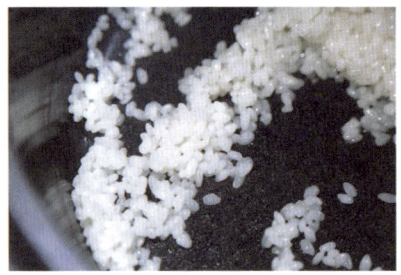

3. 쌀을 참기름에 볶는다.

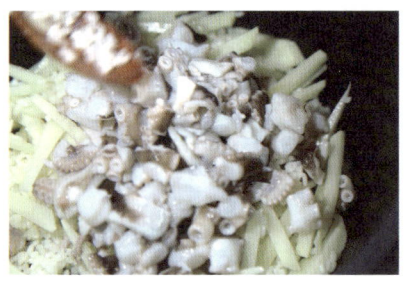

4. 감자와 주꾸미를 넣고 한 번 더 볶는다.

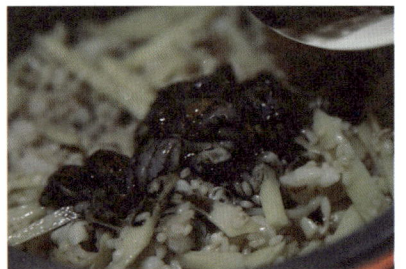

5. 먹물을 넣고 섞는다.

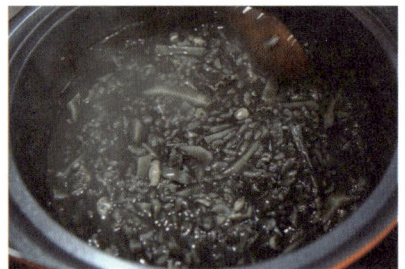

6. 쌀뜨물을 붓고 끓인다.

봄철의 잃어버린 식욕을 살리는 주꾸미 먹물죽, 그 맛은 어떨까?

"정말 맛있습니다. 굉장히 담백해요."

그런데, 굳이 손질도 까다로운 주꾸미의 먹물 요리를 먹어야 하는 이유는 무엇일까?

"주꾸미는 몸체에도 좋은 성분이 많지만 특히 먹물에 타우린이라는 성분이 많이 모여 있기 때문에 먹물을 잘 활용하면 효과가 더 커집니다. 우리 인체에 필요한 항산화제 같은 좋은 성분들이 많이 들어 있어서 블랙푸드 중 가장 최고의 음식이라고 이야기할 수 있겠습니다."

3. 주꾸미 연포탕

당뇨병 환자에게 좋다는 주꾸미 기력 보강제, 주꾸미 연포탕. 한형선 약사의 요리 비법을 바로 배워보자.

우선 육수로는 주꾸미와 찰떡궁합인 다시마, 양파, 대파, 무를 넣고 센불로 10분간 끓여준다.

"주꾸미에는 타우린 성분이 많이 들어 있는데요. 이 타우린 성분과 시스테인 성분이 만나게 되면 우리 몸 안의 혈당을 조절하는 능력이 매우 향상되게 됩니다. 그래서 부추라든가 양파라든가 마늘, 이러한 종류의 재료를 가지고 주꾸미 요리를 하게 되면 당뇨병에 아주 좋은 음식이 만들어지게 됩니다."

봄철 필수 영양분인 비타민C가 풍부한 얼갈이배추와 청경채를 준비한 후, 충분히 끓인 육수를 부어준다.

"연포탕이라는 이름이 연꽃 모양으로 변한다고 해서 연포탕이거든요. 주꾸미 연포탕도 그래서 이렇게 예쁘게 뒤집어서 넣으면 바로 연꽃을 구경할 수가 있습니다."

주꾸미가 연꽃처럼 보이도록 뒤집어서 넣은 후, 봄철에 약해진 면역력을 높여주는 표고버섯과 풍부한 알칼리성 식품으로 주꾸미의 부족한 영양소를 보충해주는 미나리까지 넣어주면 주꾸미 연포탕이 완성된다.

주꾸미 연포탕 레시피

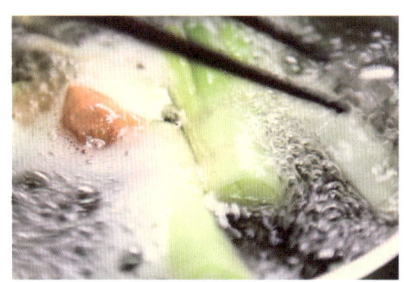

1. 육수를 끓인다.

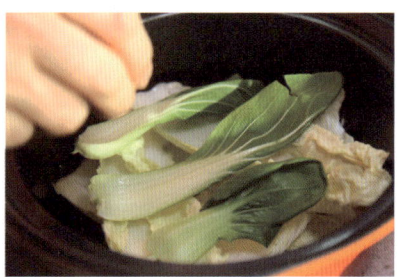

2. 냄비에 얼갈이배추, 청경채를 깐다.

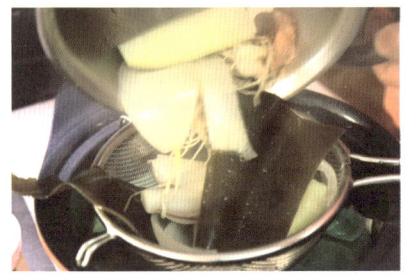
3. 육수를 붓는다.

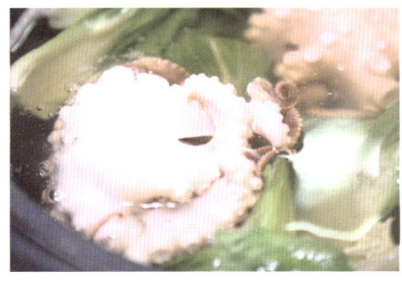
4. 연꽃 모양으로 주꾸미를 넣는다.

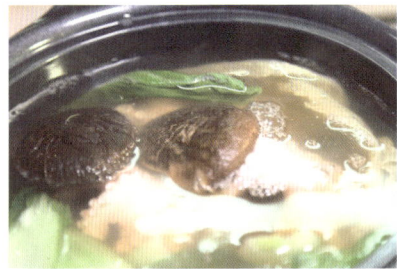
5. 표고버섯을 넣는다.

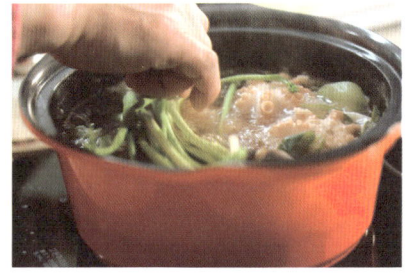
6. 미나리를 넣고 끓인다.

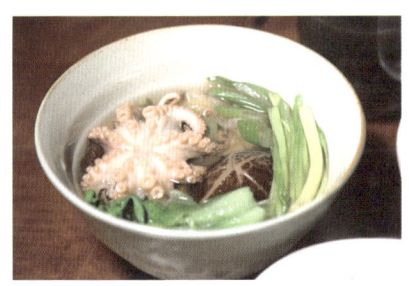
7. 주꾸미 연포탕 완성

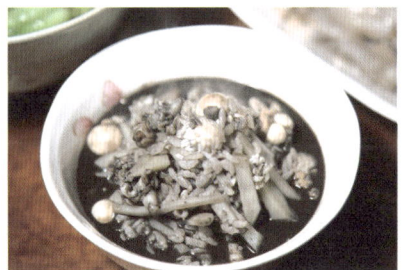

한형선 약사는 제철에 나는 식재료만큼 약이 되는 음식이 없다고 한다. 특히, 제대로 손질하고 조리한다면 더할 나위 없는 건강식이 된다고 한다.

"봄철에 보양식을 먹고 관리를 하게 되면 봄뿐만 아니라 1년 내내 건강을 지킬 수 있어서 좋아요. 특히 봄은 식욕이 떨어지고 위장이 약해지는 계절이라서 주꾸미로 만든 요리가 그런 점을 충분히 보충해줄 수 있습니다."

그렇다면, 주꾸미를 섭취할 때 주의할 점은 없는 걸까?

"바닷물 온도가 20도 이상 올라가게 되면 비브리오균이라고 하는 식중독의 원인균들이 살 수가 있어요. 그렇기 때문에 바닷물 온도가 20도 이상 올라가는 때에는 주꾸미를 피하는 것이 좋아요. 그다음에 주꾸미를 데치고 나서 오랫동안 보관하지 말고 일주일 이내에 섭취하는 것이 좋습니다."

한눈에 보는 레시피

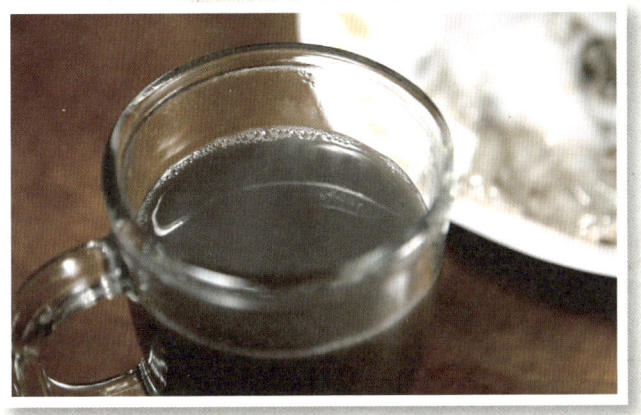

🥣 주꾸미 먹물주스

재료

주꾸미 먹물통 2~3개, 불린 검은콩 200g, 생강 3조각, 쌀뜨물 600㎖

만드는 법

1. 냄비에 검은콩, 생강을 넣고 먹물을 넣어 터뜨려준다.
2. 쌀뜨물을 붓고 센불에 30분간 푹 끓인다.
3. 뚜껑을 덮고 다 끓을 때까지 열지 않는다.

한눈에 보는 레시피

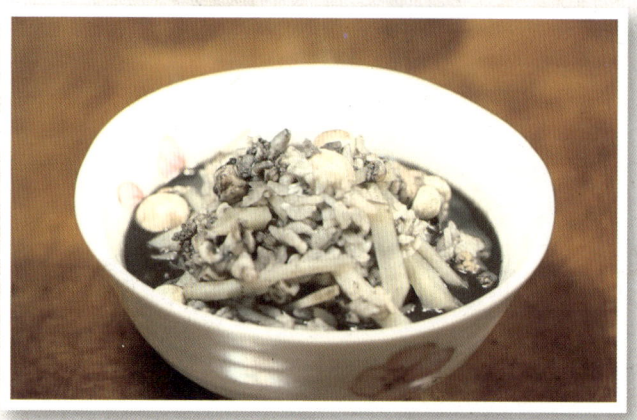

🍚 주꾸미 먹물죽

재료

주꾸미 5마리, 쌀 200g, 먹물 주머니 5개, 감자 1/2개, 참기름 약간, 쌀뜨물 적당량

만드는 법

1. 주꾸미를 살짝 데친 후 잘게 썰어서 준비한다.
2. 참기름 두른 팬에 쌀을 넣고 투명해질 때까지 볶는다.
3. 데친 주꾸미, 감자를 넣고 한 번 더 볶는다.
4. 먹물을 넣고 섞는다.
5. 쌀뜨물을 자작하게 붓고 약불에 10분간 저어가며 끓인다.

한눈에 보는 레시피

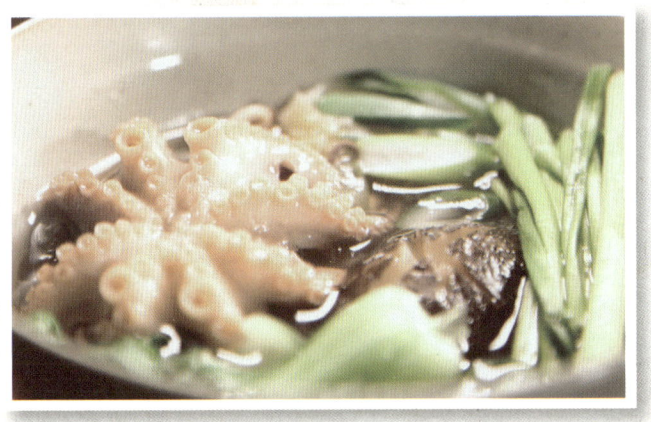

주꾸미 연포탕

재료

주꾸미 3마리, 얼갈이배추 10장, 청경채 10장, 표고버섯 2개, 미나리 1/2단, 소금·후추 약간씩

육수 다시마 2~3조각, 양파 1/2개, 대파 1개, 무 1/4조각

만드는 법

1. 냄비에 육수 재료를 넣고 센불로 10분간 끓인다.
2. 다른 냄비에 얼갈이배추, 청경채를 깔고 육수를 붓는다.
3. 주꾸미를 뒤집어서 넣는다.
4. 표고버섯, 미나리를 넣고 한소끔 끓인다.
5. 소금, 후추로 간한다.

중년을 위한 팔방미인 봄나물
돌나물

봄나물로 중년의 건강을 잡아라!

이번 천수밥상의 식재료는 노화로 인해 지친 건강을 되살려줄 제철 식재료다. 한형선 약사는 중년들의 경우, 특히 봄철 건강관리에 신경을 써야 한다고 말한다.

"긴 겨울을 지나고 나면 몸이 나른하고 피곤하잖아요. 이것을 보통 봄을 탄다고 하는데, 이럴 때 건강관리에 신경을 잘 써야 우리가 1년 내내 잔병치레 안 하고 건강을 지킬 수가 있습니다. 특히 면역력이 떨어지고 있는 중년에는 이런 점에 더욱 신경을 써야 해요."

그렇다면, 봄철에 중년들의 건강관리를 위해 소개해줄 식재료는 무엇일까?

"이 식재료는 봄철에 흔히 만날 수 있는데요. 골다공증이라든가 중년의 호르몬 변화, 춘곤증에 매우 도움이 되는 좋은 식재료에요. 무척 효능이 좋아서 예전에는 약재로도 쓰였을 정도로 아주 좋은 재료입니다."

예로부터 약재로 쓰인 식재료라고 하니 기대가 크다.
중년 건강에 도움을 주는 식재료의 정체를 밝히기 위해 충주의 한 재래시장을 찾았다.
만물이 소생하는 봄을 맞아 다양한 식재료들이 재래시장에 가득하다.

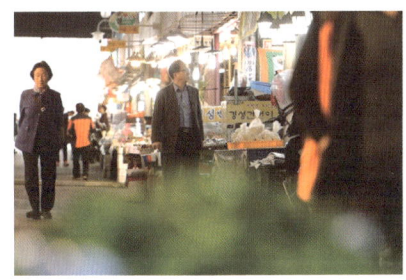
| 재래시장을 찾은 한형선 약사

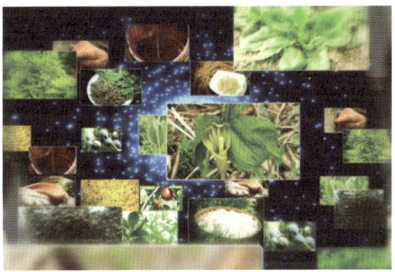
| 다양한 봄철 식재료들

"이 많은 재료 중에 봄철 중년 건강에 좋은 3인방을 소개해드릴게요."

중년 건강을 지키는 봄철 식재료 3인방, 과연 그 정체는 무엇일까?

"봄에는 봄나물들이 한창 나와요. 비름나물, 돌나물, 두릅, 또 부지런한 사람들만 딴다는 혼잎나물도 있고, 표고도 좋지요."

봄내음이 물씬 풍기는 이 봄나물들. 그렇다면, 이번 천수밥상 식재료는 봄나물일까?

"네. 이 봄나물을 먹으니까 입 안에 봄이 꽉 차는 것 같아요. 봄이 느껴지는 향이 아주 좋고, 입 안이 상큼해지네요. 이게 바로 첫 번째 후보인 냉이입니다."

중년 건강 지킴이 3인방, 첫 번째 후보는 바로 냉이다.

냉이는 몸을 따뜻하게 해주고, 특히 비타민C의 함량이 높아 봄

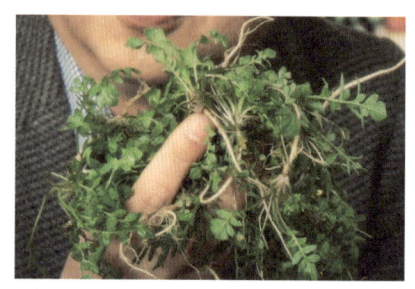

| 냉이

철 춘곤증이나 갱년기 증상에 많은 도움을 주는 것으로 알려져 있다. 특히 《동의보감》에는 간을 맑게 하고 눈을 좋게 한다고 쓰여 있는 좋은 식재료다.

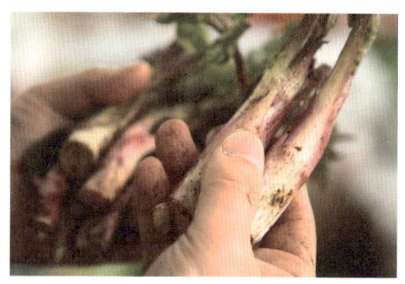

| 두릅

그렇다면 냉이와 견줄 만한 중년 건강 지킴이 3인방, 두 번째 식재료는? 바로 두릅이다.

두 번째 후보 두릅은 칼슘 성분이 많아서 중년의 고질병인 뼈 건

강, 즉 골다공증, 관절에 굉장히 도움이 많이 된다. 특히 두릅은 진통작용이나 염증을 가라앉혀주는 작용을 해서 뼈 건강에 매우 좋다.

중년 건강 지킴이 3인방, 마지막 식재료는 과연 무엇일까?

"돌나물이에요. 돌나물은 에스트로겐이라는 여성호르몬이 많이 들어 있어서 여성들에게 가장 좋은 식재료입니다."

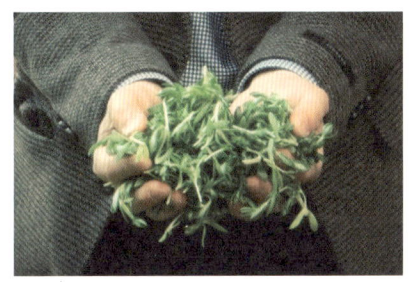
| 돌나물

자, 이 봄나물 3인방 중 중년 건강에 도움을 준다는 최고의 식재료는 무엇일까?

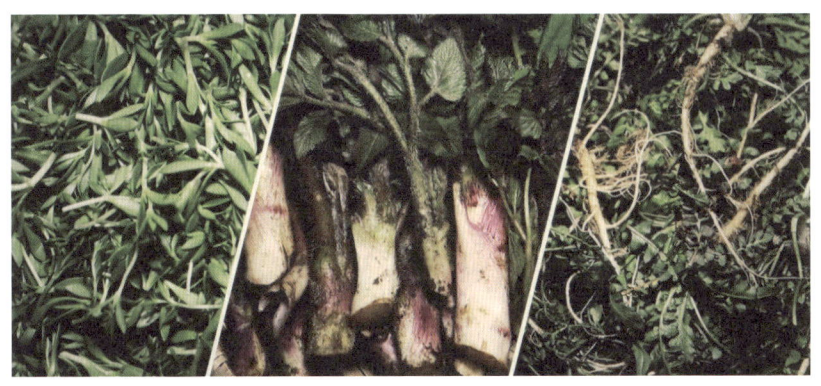
| 돌나물 | 두릅 | 냉이

"세 가지가 모두 도움이 되는 식품은 맞는데, 두 가지 재료의 효능을 모두 포함하고 있는 한 가지 재료가 있습니다."

봄나물 3인방의 효능을 모두 갖춘 식재료가 이번 주인공이라고 한다.

"이번 천수밥상 식재료는 바로 이겁니다. 돌나물."

중년 건강을 지키는 최고의 식재료는 바로 돌나물이었다.

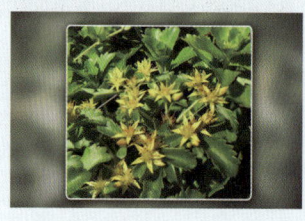

**한형선 약사가 추천하는
천수밥상의 제철 식재료 두 번째, 돌나물**

3월부터 5월까지 제철인 돌나물은 연꽃을 닮았다 하여 '석련화', 수양버들과 유사하다 하여 '수분초'로도 불린다. 불리는 이름이 많은 만큼 효능도 다양하다.

"돌나물은 갱년기장애를 완화시켜주는 성분, 골다공증을 치료해줄 수 있는 성분, 춘곤증과 같은 피로를 예방해주는 성분, 이런 것들이 골고루 들어 있어서 냉이나 두릅보다 훨씬 더 응용력이 강한 식재료라고 할 수 있습니다."

게다가 100g당 700원 정도로 값도 매우 싸다.

돌나물로 천수밥상 차리기

저렴한 가격과는 달리 맛과 영양은 그 어떤 식재료에도 뒤지지 않는다는 돌나물. 그 효능을 극대화시키는 활용법을 알아보자.

가장 먼저, 주부 9단도 쉽지 않다는 돌나물 손질법을 소개한다.

"주부님들도 모르는 분들이 많으실 텐데 돌나물은 수분 함량이 너무 높아 짓무르기가 쉬워요. 그래서 짓무른 잎 정도만 걸러내고 빨리 체에 털어서 이물질을 제거하는

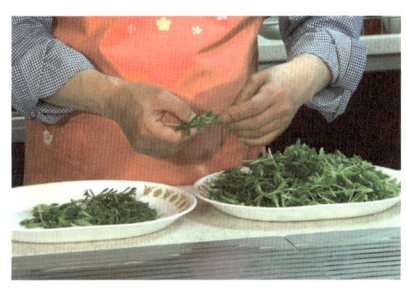

| 돌나물을 손질하는 모습

궁금해요! 신선한 돌나물 고르는 법

신선한 돌나물은 어떤 특징이 있을까?

"돌나물은 수분 함량이 높기 때문에 무르지 않은 것을 골라야 하거든요. 끝이 뾰족하고, 줄기가 마르지 않고, 잎이 떨어지지 않은 것이 싱싱한 돌나물이라고 할 수 있겠습니다."

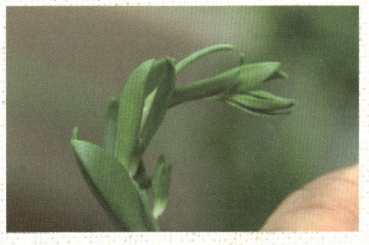

것이 올바른 손질법입니다."

> ✓ 물에 오랫동안 씻게 되면 더욱 짓무르고 망가지기 쉬우므로 재빨리 3회 정도만 맑은 물로 씻어준다.

"물로 씻을 때도 손이 닿지 않도록 젓가락으로 살살살 뒤적이면 짓무르지도 않고 좋죠. 그리고 한 가지 팁이 있는데, 차가운 물보다는 약 50~60도 정도의 미온수로 씻어야 돌나물이 훨씬 더 싱싱합니다."

돌나물 세척에 가장 효과적인 온도인 50도는 차가운 물과 끓는 물을 1:1 비율로 섞어주면 손쉽게 맞출 수 있다. 미지근한 물로 세척한 돌나물은 싱싱함과 함께 특유의 풋내를 제거하는 효과가 있다.

또한, 한 차례 손질한 돌나물을 소금물에 담갔다 빼는 과정을 2~3회 정도 반복하면 돌나물 특유의 풋내를 잡을 수 있다.

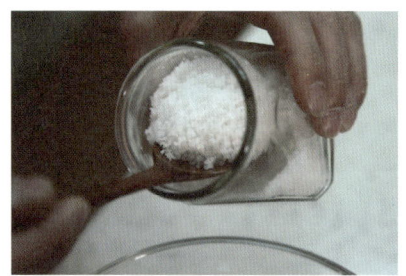
| 소금으로 풋내를 잡는다.

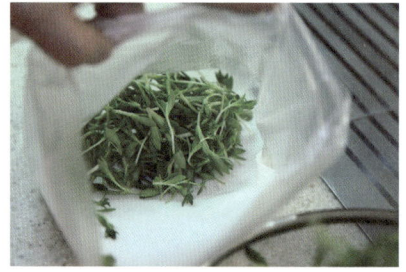
| 돌나물 보관법

이렇게 손질한 돌나물은 보관법 또한 중요하다. 수분이 많아 보존기간이 짧기 때문에 물기를 완전히 제거한 후 키친타월을 함께 넣어 냉장 보관하면 싱싱한 상태로 2~3일 정도 보관할 수 있다.

1. 돌나물 김치

한형선 약사가 추천하는 천수밥상, 중년의 뼈 건강을 지켜주는 돌나물 김치를 배워보자.

우선, 돌나물과 갖은 채소 그리고 양념 재료를 준비한다. 돌나물은 소금을 살짝만 뿌려둔다.

"소금을 살짝 뿌리는데, 소금을 뿌리는 것은 절인다기보다는 돌나물 특유의 향을 잡아주고 맛도 더해주기 위해서 뿌리는 거라고 생각하면 되겠습니다."

돌나물의 풋내를 잡는 동안 쪽파와 사과 그리고 고추를 다듬어 썰어서 준비한다.

"김치 국물을 만들 양념을 만들 거거든요. 양념을 만드는 과정이

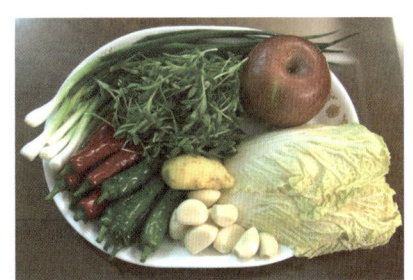
| 돌나물 김치 재료

굉장히 중요합니다. 이게 맛을 좌우하거든요. 그런데 보통 김치를 만들 때는 찹쌀풀이나 쌀뜨물을 이용해서 만드는데, 이번에는 제가 특별한 것으로 만들어보려고 합니다."

돌나물 김치의 국물에 특별한 비법이 있다고 한다.

"끓고 있는 바로 이겁니다. 이게 돌나물 김치의 맛과 숙성기간을 결정하는 거거든요."

돌나물 김치의 맛을 좌우한다는 이 뽀얀 국물의 정체는 무엇일까?

"제 비법은 바로 숭늉입니다."

돌나물은 손만 닿아도 쉽게 상하고 물러지는 단점이 있다. 그래서 짧은 시간 내에 섭취하는 것이

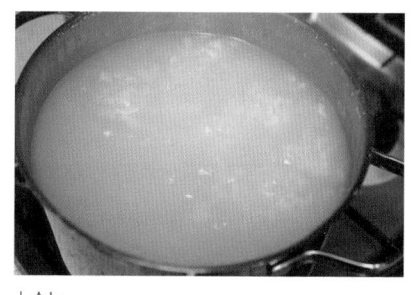

| 숭늉

좋은데, 바로 이 숭늉이 돌나물 김치의 숙성기간을 단축하는 촉매제 역할을 한다. 그런데 숭늉을 끓일 때 약간의 소금을 넣어준다. 특별한 이유가 있는 걸까?

"소금은 생으로 먹을 때는 당뇨나 혈압을 올리는 상승 요인을 만들어

내지만 끓여서 먹게 되면 유해성분이 없어져서 안심하고 먹을 수 있고, 고혈압 환자나 당뇨병 환자들은 미네랄 섭취도 하면서 소금을 섭취할 수 있는 좋은 방법이 됩니다."

푹 끓인 숭늉은 밥알을 걸러낸 후 뽀얀 물만 사용한다.

일반 물김치를 만들 때 사용되는 갖은 양념이 준비되면, 숭늉 400㎖를 기준으로 고춧가루 1큰술, 매실청 3큰술, 생강즙 1/2큰술, 마지막으로 간장 1큰술로 간을 맞춘다. 이때 발효를 거친 간장의 효소는 숭늉과 함께 돌나물 김치의 숙성시간을 단축시키는 역할을 한다.

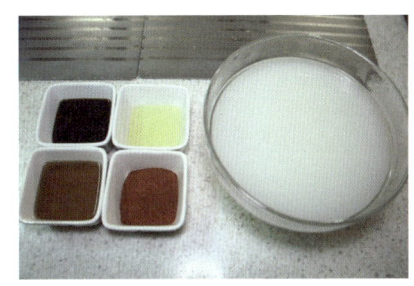

물김치 양념 재료

또한, 돌나물의 맛을 살리고 숙성시간까지 단축시키는 또 다른 방법이 있다고 한다. 바로, 완성된 김치 국물을 따뜻한 상태일 때 부어주는 것이다. 따뜻한 김치 국물을 부어주는 특별한 이유가 있는 걸까?

"따뜻한 상태의 김치 국물이 효소의 활성을 도와줘서 김치가 빨리, 맛있게 익게 됩니다."

돌나물 김치 레시피

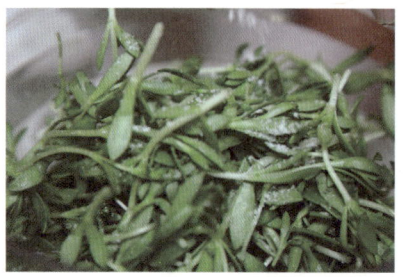

1. 돌나물에 소금을 뿌려둔다.

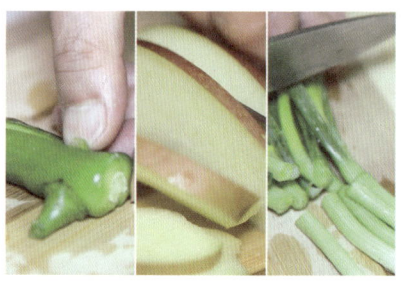

2. 재료를 손질한다.

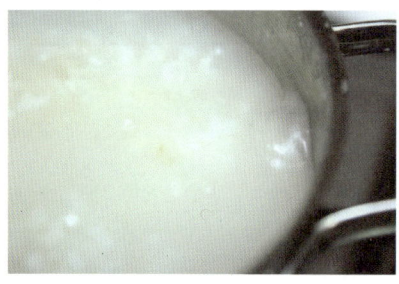

3. 숭늉을 끓인다.

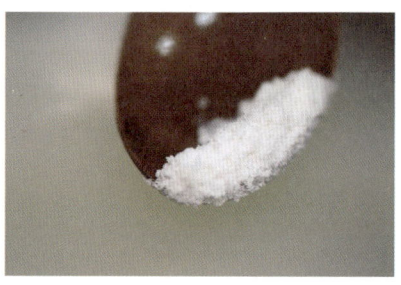

4. 숭늉에 소금을 넣고 끓인다.

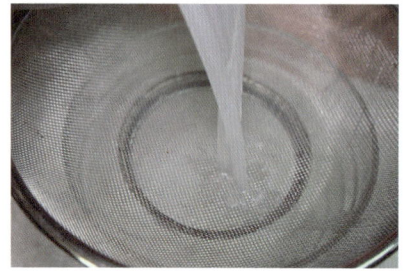

5. 숭늉의 밥알을 걸러낸다.

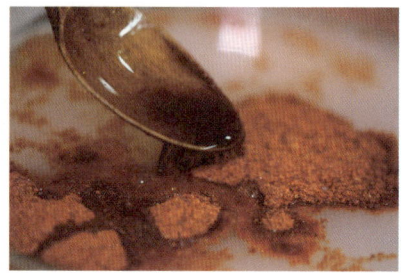

6. 양념 재료들을 숭늉에 넣는다.

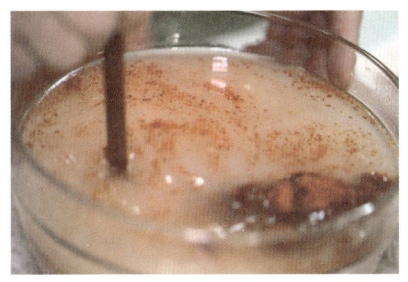
7. 고루 섞어 김치 국물을 만든다.

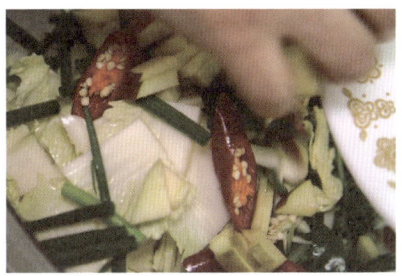
8. 돌나물과 채소를 통에 담는다.

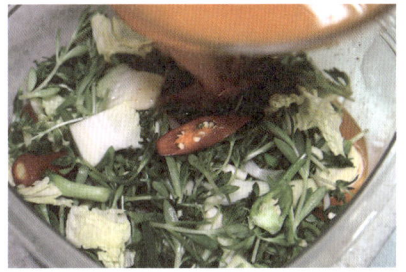
9. 김치 국물을 붓는다.

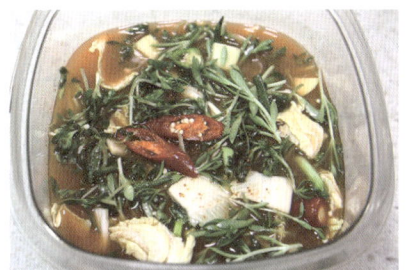
10. 돌나물 김치 완성

"지금까지 만들어본 물김치는 처음부터 돌나물을 숙성시키는 방법으로 소개해드렸는데, 신선한 돌나물을 먹고 싶은 분들은 별도의 물김치를 만들어서 맛있게 숙성시킨 다음에 돌나물을 별도로 준비해놨다가 그때마다 첨가해서 먹어도 좋습니다."

그렇다면, 돌나물 김치는 중년 뼈 건강에 어떤 도움을 주는 걸까?

"돌나물 김치는 특히 칼슘의 보고라고 이야기하는 우유보다도 2배 이상의 칼슘을 함유하고 있을 뿐만 아니라 인 성분이 특별히 많이 함유되어 있습니다. 돌나물 자체를 그냥 섭취해도 되지만 물김치를 만들어서 섭취하면 다른 영양성분과 함께 섭취할 수 있으므로 굉장히 좋은 방법이죠."

2. 돌나물 두유

중년 여성과 남성 모두의 건강을 잡는 돌나물 활용법, 그 두 번째 요리를 소개한다.

"이번에는 돌나물과 궁합이 잘 맞는 갱년기 여성, 중년 남성을 위한 음료를 소개해드릴까 합니다. 돌나물과 궁합이 잘 맞는 재료는 바로 콩입니다."

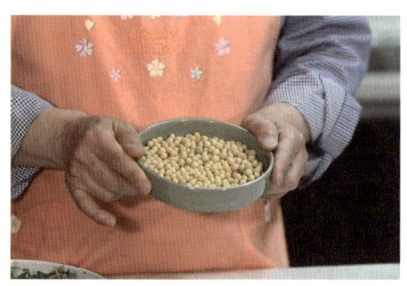
| 콩

돌나물과 찰떡궁합을 자랑한다는 식재료, 콩. 이 두 가지 식재료만으로도 중년 여성의 갱년기를 잡을 수 있다고 한다. 돌나물과 콩으로 만드는 음식은 바로 돌나물 두유다.

우선, 돌나물 두유에 들어갈 콩은 반나절 정도 충분히 불려준 후 20~30분 정도 삶아서 사용한다.

"콩은 날것으로 먹게 되면 비릴 수도 있고, 예민하신 분들은 설사를 하거든요. 그래서 충분히 불린 뒤에 삶아서 쓰는 것이 좋습니다."

이렇게 삶아서 한 김 식힌 콩과 돌나물을 1:1 비율로 믹서에 넣고 살짝 갈아주기만 하면 된다. 이때, 완성된 돌나물 두유에 식초 한 방울을 떨어뜨려주면 소독작용은 물론 돌나물에 상큼한 맛도 더할 수 있다.

"돌나물 두유는 여성의 에스트로겐 감소로 인해서 나타나는 폐경기 증상에 매우 유익하게 사용될 수 있는데요. 돌나물에 들어 있는 에스트로겐 물질과 콩에 들어 있는 에스트로겐 물질이 합쳐져서 굉장히 높은 시너지 효과를 나타내게 되는 거죠."

실제로 인위적으로 폐경을 야기한 흰쥐에게 돌나물을 섭취시킨 결과, 부작용 없이 에스트로겐을 대체했다는 연구가 발표된 바 있다. 특히, 갱년기 여성들은 에스트로겐이 감소하면서 콜레스테롤 수치에 급격한 변화가 오는데, 이 때문에 남성보다 4배 낮던 심장질환 발병률이 높아질 수 있다고 한다.

돌나물은 갱년기 때 높아진 여성의 콜레스테롤 수치를 낮추는 데도 효과적이다.

| 돌나물의 효능

돌나물 두유 레시피

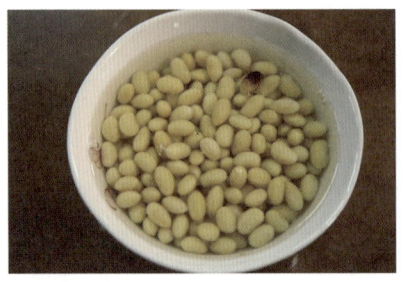
1. 콩을 불린다.

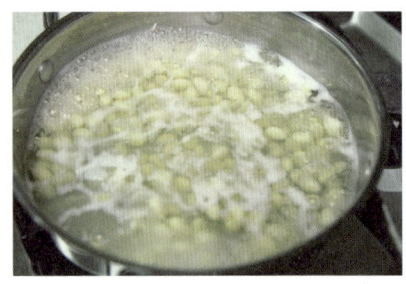
2. 불린 콩을 삶는다.

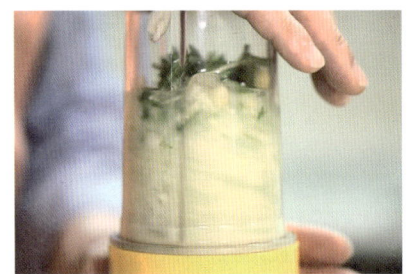
3. 콩과 돌나물을 믹서에 넣고 간다.

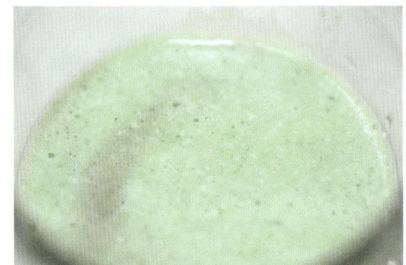
4. 돌나물 두유 완성

3. 돌나물 딸기주스

이번엔 중년 남성의 갱년기 증상을 잡는 돌나물 딸기주스를 소개한다. 딸기는 영양 손실이 쉬운 과일로 손질법이 매우 중요하다.

"딸기는 너무 오랫동안 물에 담가놓은 것을 먹게 되면 비타민C가 빠져나가고 단맛도 손실될 우려가 있어서 30초 내로 3~4회 물에 담갔다가 건지는 식으로 씻으면 가장 좋습니다."

딸기 꼭지도 씻은 후 제거해야 비타민C 손실을 줄일 수 있다. 이렇게 깔끔하게 손질된 딸기와 돌나물을 믹서에 넣고 갈아주기만 하면 된다.

돌나물 딸기주스 레시피

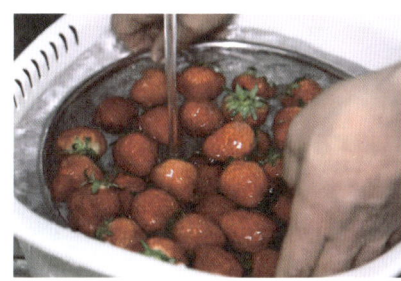

1. 딸기를 씻는다.

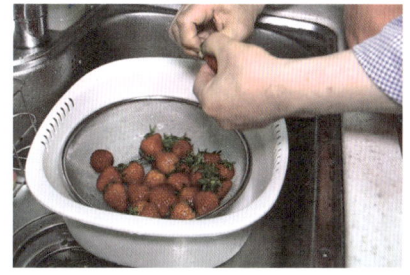

2. 딸기의 꼭지를 딴다.

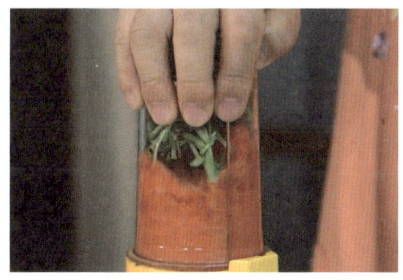

3. 딸기와 돌나물을 믹서에 넣고 간다.

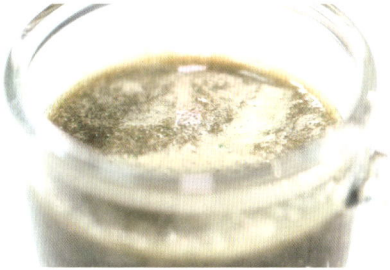

4. 돌나물 딸기주스 완성

그렇다면, 돌나물 딸기주스는 중년 남성이 겪는 갱년기 증상에 어떤 도움을 주는 걸까?

"돌나물에 있는 성분과 딸기가 갖고 있는 안토시안이라든가 라이코펜 성분이 합쳐지면 간 기능 강화뿐만 아니라 면역력을 향상시키고 전립선 질환, 특히 전립선암 예방에 뛰어난 효과가 있습니다."

이처럼 돌나물은 어떤 식재료와 먹느냐에 따라 그 효능이 180도 달라질 수 있다.

4. 돌나물 오징어초무침

"봄철에 졸리고 피곤하다고 하시는 분들을 위해서 춘곤증을 싹 가시게 만드는 돌나물 오징어초무침을 준비해보았습니다."

중년들의 봄철 증후군 개선을 위한 돌나물 오징어초무침을 소개한다. 우선, 돌나물과 오징어, 갖은 양념을 준비한 후 재료 손질에 들어간다.

"먼저 오징어의 내장을 제거하고 소금으로 박박 문질러서 닦은 다음에 흐르는 물로 몇 차례 헹구고 물기를 걷어내는 식으로 손질해주는 것이 좋습니다."

오징어를 깨끗이 세척한 후 몸통 부위에 다이아몬드 모양으로 칼집을 내준다. 특별한 이유가 있는 걸까?

"오징어를 너무 오래 삶으면 질겨지거든요. 그래서 빨리 익게 만들려고 칼집을 내는 거죠."

이렇게 칼집을 낸 오징어는 펄펄 끓는 물에 약 30초가량 살짝 데친 후 한 김 식혀서 먹기 좋은 크기로 잘라 준비해둔다.
그리고 돌나물 오징어초무침에 들어갈 양념을 만든다. 고추장 2큰술에 레몬즙과 식초, 매실청, 조청, 깨를 각 1큰술씩 넣어주면 된다. 이렇게 만들어진 양념을 돌나물과 오징어 위에 부어 잘 섞어주기만 하면 된다.

돌나물과 궁합이 맞는 해산물로는 오징어가 좋은데, 초무침으로 즐길 경우 피로 해소에 도움이 되는 비타민C와 단백질, 타우린 등의 성분을 골고루 섭취할 수 있다.

"이렇게 만들어진 돌나물 오징어초무침은 돌나물의 비타민C가 레몬즙과 식초와 만나서 피로 해소를 돕습니다. 춘곤증과 불면증에 아주 뛰어난 음식이 만들어진 거죠. 오징어에 들어 있는 단백질과 타우린의 양은 우유의 47배, 소고기의 16배나 될 정도로 매우 많은 양이 들어 있습니다. 그래서 돌나물과 만나서 매우 훌륭한 음식이 되는 거죠."

돌나물 오징어초무침 레시피

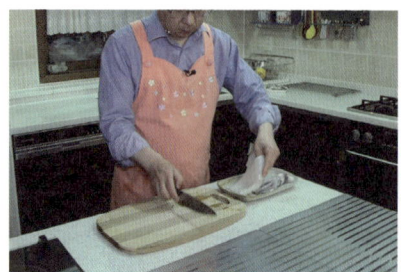

1. 오징어를 손질한다.

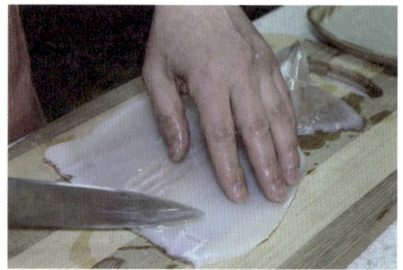

2. 오징어에 칼집을 낸다.

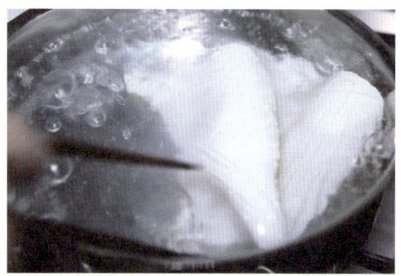

3. 오징어를 삶는다.

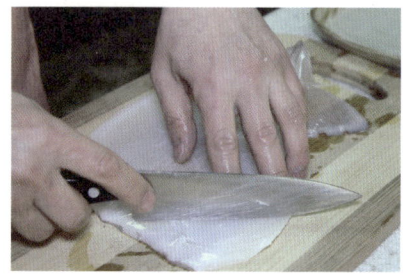

4. 삶은 오징어를 썬다.

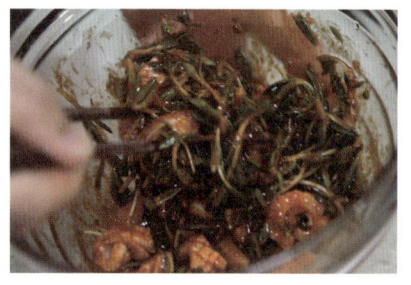

5. 양념장을 만들어 돌나물과 오징어를 고루 무친다.

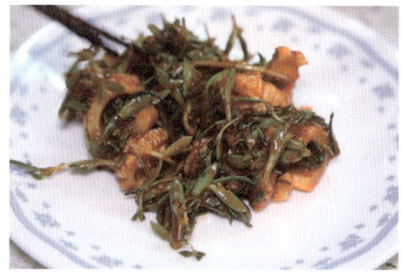

6. 돌나물 오징어초무침 완성

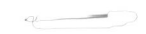

이렇게 완성된 돌나물 오징어초무침은 특히 봄을 타는 사람들에게 좋은 음식이 될 수 있다.

봄철 중년 건강을 한방에 해결해줄 돌나물 활용법. 그 맛과 영양이 풍부한 만큼 주의할 점도 있다고 한다.

"사실 돌나물은 독성이 거의 없기 때문에 주의할 점은 없는데, 성질이 차갑다고 되어 있습니다. 속이 차갑거나 평상시에 설사를 자주 하는 분들은 주의해서 드시는 것이 좋습니다."

한눈에 보는 레시피

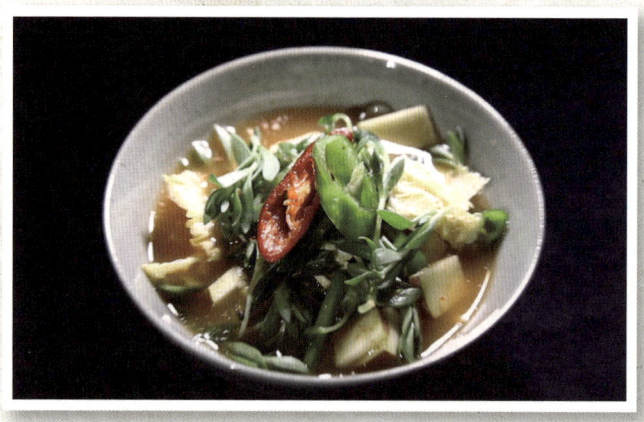

돌나물 김치

재료

돌나물 400g, 쪽파 500g, 사과 약간, 청양고추 2개, 홍고추 1개, 풋마늘 줄기 1~2개, 숭늉, 소금 약간
김치 국물 양념(숭늉 400㎖ 기준) 고춧가루 1숟가락, 매실청 3숟가락, 생강즙 1/2숟가락, 간장 1숟가락

만드는 법

1. 돌나물에 소금을 뿌려둔다.
2. 쪽파, 사과, 고추를 다듬어 썰어둔다.
3. 숭늉에 소금을 넣고 끓인 뒤 밥알을 걸러 물만 내린다.
4. 숭늉에 양념 재료를 넣고 섞어 김치 국물을 만든다.
5. 돌나물과 손질한 채소를 섞어 김치 국물을 따뜻할 때 부어준다.

한눈에 보는 레시피

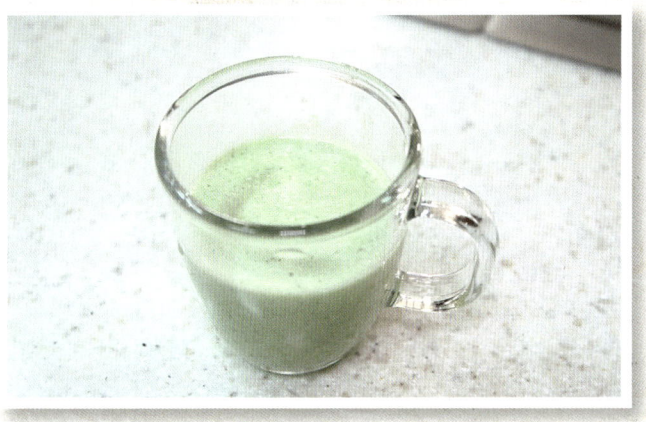

돌나물 두유

재료

돌나물 100g, 콩 100g, 식초 약간

만드는 법

1. 콩을 반나절 정도 불린 후 20~30분 정도 삶아 한 김 식힌다.
2. 삶은 콩과 돌나물을 믹서에 넣고 간다.
3. 소독작용과 상큼한 맛을 더하고 싶으면 식초를 한 방울 떨어뜨려 준다.

한눈에 보는 레시피

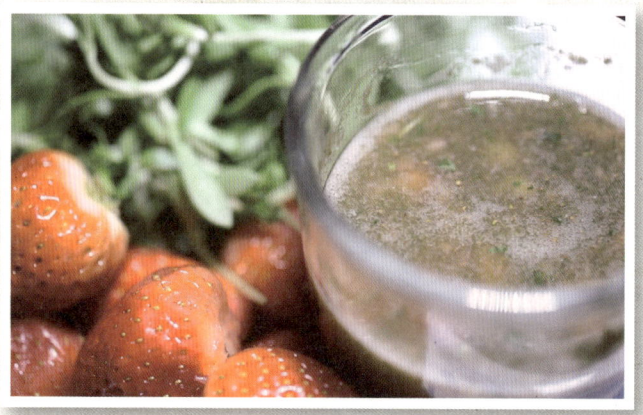

돌나물 딸기주스

재료

돌나물 100g, 딸기 200g

만드는 법

1. 딸기를 깨끗하게 씻은 후 꼭지를 딴다.
2. 세척한 딸기와 돌나물을 믹서에 넣고 간다.

한눈에 보는 레시피

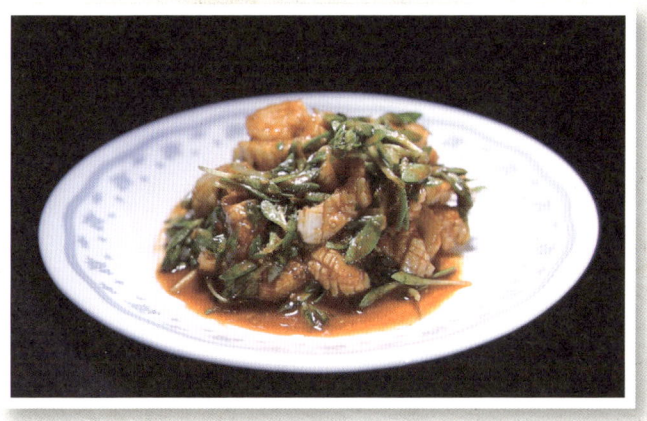

돌나물 오징어초무침

재료

돌나물 300g, 오징어 2마리
양념 고추장 2큰술, 레몬즙·식초·매실청·조청·깨 1큰술씩

만드는 법

1. 오징어를 손질한 후 몸통에 칼집을 낸다.
2. 오징어를 살짝 데친 후 먹기 좋은 크기로 썬다.
3. 양념을 만들어 돌나물과 오징어를 고루 무친다.

천수
밥상